U0221402

肠道疑难病例多学科讨论

（第三辑）

主编：李 玥 梁 洁 沈 骏

田 丰 曹晓沧 顾于蓓

ZHEJIANG UNIVERSITY PRESS

浙江大学出版社

·杭州·

图书在版编目（CIP）数据

肠道疑难病例多学科讨论. 第三辑 / 李玥等主编
. -- 杭州 : 浙江大学出版社，2024.1
　　ISBN 978-7-308-24524-1

　　Ⅰ. ①肠… Ⅱ. ①李… Ⅲ. ①肠疾病－疑难病－病案
－分析 Ⅳ. ①R574

中国国家版本馆CIP数据核字(2023)第229138号

肠道疑难病例多学科讨论（第三辑）

主编　李　玥　梁　洁　沈　骏
　　　田　丰　曹晓沧　顾于蓓

责任编辑　张　鸽（zgzup@zju.edu.cn）
责任校对　季　峥
封面设计　续设计-黄晓意
出版发行　浙江大学出版社
　　　　　（杭州市天目山路148号　　邮政编码　310007）
　　　　　（网址：http://www.zjupress.com）
排　　版　杭州林智广告有限公司
印　　刷　浙江省邮电印刷股份有限公司
开　　本　787mm×1092mm　1/16
印　　张　16
字　　数　279千
版 印 次　2024年1月第1版　2024年1月第1次印刷
书　　号　ISBN 978-7-308-24524-1
定　　价　198.00元

《肠道疑难病例多学科讨论（第三辑）》
编 委 会

主　编（排名不分先后）：

李　玥　北京协和医院

梁　洁　空军军医大学附属西京医院

沈　骏　上海交通大学医学院附属仁济医院

田　丰　中国医科大学附属盛京医院

曹晓沧　天津医科大学总医院

顾于蓓　上海交通大学医学院附属瑞金医院

副主编（按姓名拼音排序）：

苏　松　空军军医大学附属西京医院 消化内科（现任职中国
　　　　人民解放军总医院第一医学中心 消化内科医学部）

谭　蓓　北京协和医院

张　尧　上海交通大学医学院附属瑞金医院

赵　新　天津医科大学总医院

周林妍　中国医科大学附属盛京医院

朱明明　上海交通大学医学院附属仁济医院

编　委（按姓名拼音排序）：

曹晓沧　天津医科大学总医院 消化内科

陈　玲　空军军医大学附属西京医院 病理科

陈　憩　上海交通大学医学院附属瑞金医院 放射科

陈　心　天津医科大学总医院 神经外科

陈亚兰　河北大学附属医院 消化内科

戴依敏　北京协和医学院

戴张晗　上海交通大学医学院附属仁济医院 消化内科

董加强　空军医科大学附属西京医院 消化内科

高玉颖　中国医科大学附属盛京医院　放射科

耿　伟　北京和睦家医院　微创消化中心

龚淞楠　上海交通大学医学院附属瑞金医院太仓分院　消化内科

顾于蓓　上海交通大学医学院附属瑞金医院　消化内科

郭丽萍　天津医科大学总医院　消化内科

郝　庆　中国医科大学附属盛京医院　消化内科

何子锐　上海交通大学医学院附属瑞金医院　胃肠外科

蒋天宇　上海交通大学医学院附属瑞金医院　胃肠外科

蒋咏梅　上海交通大学医学院附属瑞金医院　临床营养科

李白容　中国人民解放军空军军医大学空军特色医学中心　消化内科

李　卉　中国医科大学附属盛京医院　消化内科

李莉娜　天津医科大学总医院　肾脏内科

李　琳　中国医科大学附属盛京医院　消化内科

李瑞霞　空军军医大学附属西京医院　消化内科

李世森　空军军医大学附属西京医院　胃肠外科

李　玥　北京协和医院　消化内科

李增山　空军医科大学附属西京医院　消化内科

李正红　北京协和医院　儿科

梁　洁　空军军医大学附属西京医院　消化内科

林俊超　空军军医大学附属西京医院　消化内科

刘　刚　天津医科大学总医院　普外科

刘　炜　北京协和医院　放射影像科

刘小宁　空军军医大学附属西京医院　消化内科

刘新宇　北京协和医学院

陆君涛　上海交通大学医学院附属仁济医院　消化内科

吕　星　天津医科大学总医院　风湿免疫科

沈　骏　上海交通大学医学院附属仁济医院　消化内科

沈　锐　上海交通大学医学院附属瑞金医院　消化内镜中心

施咏梅　上海交通大学医学院附属瑞金医院　临床营养科

石钰洁　北京协和医学院

舒　红　中国医科大学附属盛京医院　病理科

宋文静　天津医科大学总医院　病理科

苏　松　空军医科大学附属西京医院　消化内科（现任职中国人民
　　　　解放军总医院第一医学中心　消化内科医学部）

谭　蓓　北京协和医院　消化内科

唐永华　上海交通大学医学院附属瑞金医院　放射科

田博文　北京协和医学院

田　丰　中国医科大学附属盛京医院　消化内科

王　芳　空军军医大学附属西京医院　消化内科

王惠平　天津医科大学总医院　皮肤性病科

王　婷　上海交通大学医学院附属瑞金医院　病理科

徐锡涛　上海交通大学医学院附属仁济医院　消化内科

解　莹　中国医科大学附属盛京医院　消化内科

薛鲜敏　空军军医大学附属西京医院　消化内科

杨　洁　天津医科大学总医院空港医院　消化内科

杨　沫　天津医科大学总医院　消化内科

俞清翔　天津医科大学总医院　消化内科

羽　思　北京协和医学院

张　宏　中国医科大学附属盛京医院　结直肠肿瘤外科

张天宇　上海交通大学医学院附属瑞金医院　消化内科

张潇月　中国医科大学附属盛京医院　超声科

张亚杰　中国医科大学附属盛京医院　消化内科

张　尧　上海交通大学医学院附属瑞金医院　消化内科

张　玉　北京协和医院　儿科

赵　笛　上海同济大学附属第十人民医院　结直肠病专科

赵宏亮　空军军医大学附属西京医院　放射科

赵　新　天津医科大学总医院　医学影像科

赵雪松　上海交通大学医学院附属瑞金医院　放射科

赵一舟　上海交通大学医学院附属瑞金医院　消化内科

郑　东　天津市胸科医院　呼吸内科

周　禾　空军军医大学附属西京医院　消化内科

周林妍　中国医科大学附属盛京医院　消化内科

周炜洵　北京协和医院　病理科

周　霞　空军军医大学附属西京医院　消化内科

朱明明　上海交通大学医学院附属仁济医院　消化内科

朱庆莉　北京协和医院　超声科

序

　　21 世纪以来，我国肠道疾病的发病率和患病率呈逐年上升的态势。随着工业化、城市化进程的不断推进，我国人口结构、人们的生活方式和饮食习惯发生了很大改变，肠道疾病谱也发生了诸多改变。因此，消化系统领域的专家学者对不同类型肠道疾病的临床诊断、鉴别诊断和治疗也越来越重视。由于我国人口基数大，消化系统疾病患者数量庞大，医疗行业面临独特的挑战。一方面，专科医生对肠道疑难疾病的复杂性认识不足，难以建立整体观、全局观，仅仅给予患者专科的诊断和治疗是不够的，因此在推动早期诊断和按照循证医学原则进行治疗的临床策略中催生了多学科诊疗；另一方面，尽管新药不断研发面世，全球范围内肠道疾病的治疗策略选择也不断增多，但是肠道疾病的长期治疗也使得医疗资源消耗持续上升，而我国医疗资源有限，因此迫切需要临床医生持续优化治疗策略，特别是要考虑降低诊疗不完善和医疗资源不合理使用的风险。

　　中国医科大学附属盛京医院消化内科早在多年前就建立了完善的多学科诊疗模式。在严谨的多学科诊疗模式下，放射、病理、外科、营养等多学科专家可以在第一时间综合分析患者病情，明确诊断并确定治疗方向，从而选择合理的治疗方案，避免误诊，最终提高诊疗效率和医疗质量。这也是盛京医院消化内科的临床基础。

　　此次，由盛京医院消化内科田丰主任与国内数家知名医院的专家们共同编写的《肠道疑难病例多学科讨论（第一辑）》至《肠道疑难病例多学科讨论（第六辑）》，直面我国在疑难肠病诊疗中遇到的挑战。其共同主编均是从事肠道疾病临床和研究工作多年的一线专家，编委包括来自北京协和医院、空军军医大学附属西京医院、上海交通大学医学院附属仁济医院、上海交通大学医学院附属瑞金医院、天津医科大学总医院、中国医科大学附属盛京医院的优秀团队。这些团队均拥有各自完善的多学科诊疗模式，可以为全国同行提供参考，同时也保证该系列图书的学术水平和质量。

本人有幸先睹书稿。纵观全书，其由多学科专家围绕某特定病例，按照疾病的时间线对肠道疑难病例进行了系统的多学科讨论，抽丝剥茧、条理清晰、行文流畅、文笔连贯，并结合翔实的图片资料，让人耳目一新。各团队在综合各学科意见的基础上，为患者制定了最佳的诊断和治疗方案，也为临床提供了较系统的肠道疑难疾病实战经验。从学术性、实用性和可读性来看，该系列图书有助于解决临床工作中的实际问题，是很好的临床参考书。

我欣然执笔作序，并深信该系列图书的问世必将受到广大医学工作者的欢迎。

中国医科大学附属盛京医院 院长

CONTENTS 目录

感谢以下基金项目对本书内容出版的支持（按拼音字母排序）：

◇ 爱在延长炎症性肠病基金会青峰科研资助项目（CCCF-QF-2023B46-27）

◇ 广慈临床技术启航计划（GCQH-2023-08）

◇ 国家自然科学基金（81770545）

◇ 国家自然科学基金（82270565）

◇ 国家自然科学基金面上项目（82370588）

◇ 国家自然科学基金青年科学基金项目（82203697）

◇ 国家自然科学基金重大研究计划集成项目（92259302）

◇ 教育部青年长江学者科技人才专项（2018）

◇ 陕西省重点产业创新项目（2023-ZDLSF-44）

◇ 上海交通大学医学院附属仁济医院临床科研创新培育基金（RJPY-LX-004）

◇ 上海市宝山区科学技术委员会科技创新专项资金项目（2023-E-13）

◇ 上海市宝山区医学重点学（专）科及特色品牌建设项目（BSZK-2023-Z06）

◇ 肿瘤生物学国家重点实验室项目（CBSKL2022ZZ34）

Case 1

反复腹痛、间断发热 5 年余儿童病例多学科讨论

患儿，男性，8 岁，因"反复腹痛、间断发热 5 年余"就诊。

2020 年 3 月 24 日，患儿因"腹痛 4 年，加重 2 天"就诊于当地医院，病初腹痛呈阵发性，疼痛可缓解，无恶心、呕吐，无腹泻、便秘，无发热、寒战，无咳嗽，于就诊当日行剖腹探查术，具体术式及术中所见不详。

2020 年 3 月 29 日，患儿上述症状加重，夜间腹痛持续不能缓解，伴恶心、呕吐胃内容物，量大，伴肛门停止排便、排气，遂就诊于某省儿童医院，入院当日予以完善腹部 B 超和 CT 检查。腹部 B 超提示：回盲部、阑尾实性富血供肿瘤（考虑淋巴瘤）；胆囊内胆汁淤积；肠系膜淋巴结反应增生。腹部 CT 提示：升结肠占位性病变；肠梗阻。

2020 年 3 月 31 日，患儿在全麻下接受右半结肠切除术。术后病理提示：结肠溃疡性炎，伴浆膜面急性炎症并异物肉芽肿形成；连带阑尾慢性炎伴浆膜面急性炎；肠管两侧切缘黏膜慢性炎；抗酸（－）；分子病理结果显示：TB-DNA（－）。考虑诊断：溃疡性结肠炎？给予美沙拉秦口服治疗（500mg，每日 3 次，2020 年 4 月至 2021 年 3 月）。自 2020 年 4 月起，患儿无明显诱因下出现发热，热峰 38～41.5℃，呈间歇热，午后发热，凌晨可自行热退，予以布洛芬及物理降温可至正常体温，偶有阵发性腹痛，可缓解，无咳嗽，无呕吐、腹泻，无寒战、抽搐，多次就诊于当地医院，予以激素静滴治疗（具体剂量不详），出院后予以泼尼松口服（30mg/d → 5mg/d，2020 年 4 月至 2021 年 3 月）。规律口服激素时热平，停用激素后症状再现，为求进一步治疗就诊于同济大学附属第十人民医院，入院完善相关检查。

辅助检查

血常规：WBC 14.96×10^9/L，RBC 4.03×10^{12}/L，Hb 109g/L，PLT 403×10^9/L，N% 69.3%，L% 24.1%；CPR 58.00mg/L；ESR 111mm/h；PCT 0.27ng/mL。

血生化检测：前白蛋白249mg/L，总蛋白76.8g/L，白蛋白41.8g/L，球蛋白35.0g/L，白/球1.19，直接胆红素2.0μmol/L，总胆红素4.6μmol/L，总胆汁酸3.1μmol/L，ALT 10.6U/L，AST 14.6U/L，AST线粒体同工酶6.6U/L，胆碱酯酶12527U/L，碱性磷酸酶202.4U/L，γ-谷氨酸转肽酶44.7U/L，尿素2.90mmol/L，肌酐43μmol/L，估算肾小球滤过率172.14mL/（min·1.73m^2），尿酸262μmol/L，血清铁4.3μmol/L，总铁结合力58.3μmol/L，钾4.39mmol/L，钠141mmol/L。

淋巴细胞分群：总T（CD3$^+$）64.72%，Th（CD3$^+$/CD4$^+$）21.93%，Ts/Tc（CD3$^+$/CD8$^+$）37.38%，B（CD3$^-$/CD19$^+$）23.27%，NK（CD3$^-$/16$^+$56$^+$）10.83%，CD4/CD8 0.59，总T细胞数2080个/μL，Th细胞数705个/μL，Ts/Tc细胞数1202个/μL，B细胞数748个/μL，NK细胞数348个/μL；调节性T细胞占比8.7%。

免疫因子：白介素-2（IL-2）1.93pg/mL，IL-4 2.82pg/mL，IL-5 1.04pg/mL，IL-6 7.62pg/mL，IL-8 15.22pg/mL，IL-1β 3.00pg/mL，IL-17A 24.50pg/mL，IL-10 3.16pg/mL，α-干扰素（α-IFN）3.57pg/mL，肿瘤坏死因子-α（TNF-α）2.48pg/mL，IL-12p70 3.82pg/mL，γ-IFN 3.24pg/mL.

固定蛋白电泳：IgG（－），IgA（－），IgM（－），K（－），L（－），免疫固定电泳阴性。

免疫蛋白：IgG 8.25g/L，IgG（4亚型）＜0.063g/L，IgA 3.08g/L，IgM 0.951g/L，补体C3 1.550g/L，补体C4 0.301g/L；抗线粒体抗体（－），抗肝肾微粒体抗体（－），抗可溶性肝抗原（－），肝细胞溶质抗原（－）；ANA谱（－），ENA谱（－），Coombs（－）。

病原学：常规血培养、尿培养、大便培养、咽拭子均阴性；血、尿G试验、GM试验、LPS均为阴性。

肿瘤指标、出凝血、甲状腺功能、过敏原筛查结果均为阴性。

巨细胞病毒（cytomegalovirus，CMV）、EB病毒（EBV）、肝炎病毒、HIV、

梅毒螺旋体筛查结果均为阴性；艰难梭菌抗原、毒素筛查结果均为阳性。

粪便钙卫蛋白（FCP）：205.54μg/g。

T-SPOT. TB：阴性。

特殊检查

2021 年 9 月 7 日进行以下检查。

• 小肠CT：结肠肝曲肠壁不规则增厚，左上腹部分肠粘连，请结合临床随访或进一步肠镜检查。

• 肠镜：插镜至吻合口上方 10cm，吻合口光整，所见小肠、结肠黏膜未见明显异常。

• 胃镜：慢性浅表性胃炎，十二指肠球炎，HP（－）。

• IBD超声：回盲部部分肠段肠壁增厚，伴其周围脂肪爬行征，淋巴结可见。

• 头颅MRA：大动脉未见明显异常。

• 下肢动脉CTA：未见明显异常。

• 心电图、心超、肺部CT、腹部B超：未见特殊。

病理科意见

外院肠镜下切片（乙结肠和直肠组织活检 4 块）病理会诊：慢性肠炎伴有表面坏死糜烂，浅层腺体液化坏死、深部腺体保留，呈缺血性改变。该院病理科会诊意见如下。

▶ 意见 1

右半结肠切除标本提示：局部区脓性渗出及大量肉芽组织增生，黏膜面完全破坏，慢性溃疡形成，部分区隐匿穿孔伴化脓性腹膜炎；周围黏膜内、黏膜下层、肌间大量淋巴组织增生伴淋巴滤泡形成，黏膜下层、肌间及浆膜层可见大量小血管炎症，小淋巴细胞（免疫组化结果显示T淋巴细胞为主）浸润血管壁，部分呈葱皮样改变，部分血管内皮损伤及血管腔狭窄；局部浆膜下层见局灶异物肉芽肿性炎（追问临床病史，此次手术前一周内曾行腹腔探查术）；HE染色形态结合临床病史及影像学资料可符合肠型白塞综合征，请临床综合考虑上述诊断。阑尾组织呈慢性炎症，浆膜层可见血管增生及血管炎。

▶ **意见2**

结肠切片提示肠溃疡组织学改变，溃疡表层为大量中性粒细胞及渗出，继而为大量炎性肉芽组织及增生的纤维组织，部分区域可见多核巨细胞，周围可见脂肪组织及较多淋巴细胞浸润伴淋巴滤泡形成，部分浆膜水肿，血管充血，个别血管管腔狭窄，管壁增厚伴炎症细胞浸润。形态学提示，肠慢性溃疡伴穿孔可能，伴纤维组织增生，炎性肉芽肿形成及大量淋巴细胞增生和滤泡形成，请结合临床综合分析。阑尾黏膜内淋巴组织增生，浆膜充血，水肿，出血及炎症细胞浸润。本例形态特征为大量中性粒细胞聚集、炎性肉芽肿形成及个别血管管管壁增厚，管腔狭窄伴中性粒细胞浸润血管壁。

影像科意见

患儿本院小肠CT提示结肠肝曲肠壁不规则增厚，左上腹部分肠粘连，余所见肠壁光整无破坏，肠壁未见明显增厚，肠腔内未见明显充盈缺损影，回盲部未见明显异常。该患者肠道表现基本正常。影像学上没有特征性改变。

风湿免疫科意见

根据患儿反复口腔溃疡、反复腹痛，肠外表现如小细胞低色素贫血、身形消瘦，非特异性炎症表现如炎症因子升高、粪便钙卫蛋白升高，结合病理会诊、胃肠镜结果，综合临床考虑：患儿肠镜检查未见溃疡灶，但有类似鹅卵石样改变，考虑克罗恩病可能。患儿无外阴部溃疡，无皮肤受损表现，无神经系统受累及表现，无葡萄膜炎表现，无血管受累表现，血清HLA-B51阴性，肠白塞病诊断依据不足。

营养科意见

当前，患儿体重20.5kg，Z为–1.9，轻度体重不足；身高121cm，Z为–1.5；BMI 14kg/m^2，Z为–1.4，偏瘦。建议能量摄入渐达1600kcal/d，蛋白质＞40g/d，随访患儿病情、进食情况、身高、体重及血相关生化指标。

眼科意见

患儿视力：右 1.0，左 1.0；眼压：右 12mmHg，左 13mmHg；角膜厚度：右 489μm，左 494μm；双眼角膜明，前房清，瞳孔圆，晶状体透明，眼底照相未见明显异常。眼部未见明显器质性病变。

多学科会诊意见和后续随访

考虑患儿现诊断：艰难梭状芽孢杆菌小肠结肠炎，克罗恩病待排，肠白塞病待排，有营养风险，轻度营养不良，回盲部切除术后。治疗方案：菌群移植联合全肠内营养（能量 1500kcal/d，蛋白 60g/d），全肠内营养为期 6 周，阿达木单抗诱导缓解治疗（首日 80mg → 第 7 日 40mg → 第 21 日 20mg → 20mg q8w 维持）。随访半年，腹痛、发热完全缓解，体重增长 5kg，身高 130cm，大便规律、成形。

总　结

克罗恩病与肠白塞病均存在消化道症状，好发于回肠末段及回盲部，影像学及内镜检查有时极为相似，两种疾病所造成的溃疡在内镜下很难鉴别，易引起误诊。

近年来研究发现，肠白塞病的典型溃疡多位于回盲部，为圆形穿凿状；回肠溃疡多较回盲部溃疡小而浅，常多发；克罗恩病的溃疡主要是纵行或阿弗他溃疡。另外，肠白塞病组织学表现为黏膜非特异性炎症及血管炎，以往认为这种病变与克罗恩病的病理改变无太大差异，近来发现，肠白塞病的血管病变以静脉为主，动脉相对较少受累及。长期病变处黏膜下血管炎一般不明显，以淋巴组织增生和肉芽组织修复为主，在一些微小溃疡或糜烂肠黏膜的黏膜下血管可以见到大、小血管的炎症病变。病理活检发现肠白塞病的上述特征性表现，结合病史，才能诊断为肠白塞病。

克罗恩病与肠白塞病在治疗上主要使用非甾体抗炎药、激素、免疫抑制剂等，两者在免疫抑制剂的选择上存在一些差异。对于克罗恩病，目前国内最常用的是硫唑嘌呤或其代谢物 6-巯基嘌呤，当硫唑嘌呤及 6-巯基嘌呤治疗效果不佳时可使用氨甲蝶呤，环孢菌素疗效尚未肯定。对于肠白塞病，在免疫抑制剂的选择上尚无统一意见，可用的有秋水仙碱、硫唑嘌呤、环磷酰胺、氨甲蝶呤等。近年来，沙利度胺作为一种新的免疫调节剂，在肠白塞病的治疗上越来越受关注，其对肠白塞病的治疗较为有效，是一种很好的选择。在生物制剂的选择上，抗TNF-α单抗已被广泛用于成人及儿童克罗恩病的治疗，并经多项研究证实可有效缓解抗风湿药物疗效不佳的肠白塞病患者的临床症状。故在患儿未能明确克罗恩病及肠白塞病诊断前，可选择抗TNF-α单抗兼顾，加用足量全肠内营养治疗，在有效缓解肠道炎症的同时可改善患儿营养状况。

患儿因长期间断发热，不规律使用多种抗菌药物及糖皮质激素，入院时艰难梭状芽孢杆菌抗原、毒素均呈阳性，有菌群移植治疗指征。菌群移植治疗克罗恩病的效果因评估时间节点的差异而呈现多样性。一项纳入27例克罗恩病患者的研究结果显示，粪菌移植治疗后2周，临床应答率和缓解率达到峰值，分别为77.8%和66.7%。一项研究应用粪菌移植治疗9例儿童克罗恩病患者，第2周时临床缓解率为77.8%，第6周时临床缓解率降至55.6%；粪菌移植治疗克罗恩病后4周，临床应答率和缓解率分别为58%和53%。一项纳入30例难治性克罗恩病患者的研究发现，临床应答率和缓解率在粪菌移植治疗后1个月时达到峰值，分别为86.7%和76.7%。也有研究采用粪菌移植治疗7例克罗恩病患儿，1个月后临床应答率为71%。然而，另一项纳入10例克罗恩病患者的研究证实，粪菌移植治疗后1个月时，分别仅有30%和10%的患者获得临床应答和缓解。迄今样本量最大、随访时间最长的研究共纳入174例克罗恩病患者，结果显示粪菌移植治疗后1个月，75.3%的患者获得临床应答；中位随访时间43个月，临床缓解率仅为20.1%。粪菌移植是克罗恩病的潜在有效治疗方法，但在供体筛选、治疗时机选择、粪菌灌注剂量、频率和疗效评估等方面需进行大样本随机对照研究，进而形成标准化方案。尽管粪菌移植是相对安全的，但其治疗克罗恩病的长期安全性还有待评估。

参考文献

[1] Zhao D, Ye C, Zhang S, et al. Analysis of risk factors for early clinical recurrence of inflammatory bowel disease after fecal microbiota

transplantation[J]. Am J Transl Res, 2021, 13(11): 12875-12886.

[2]　杜骏，徐治中，何宗琦，等.粪菌移植治疗克罗恩病的研究进展[J].中华炎性肠病杂志, 2021, 5(3): 229-232.

上海同济大学附属第十人民医院

赵　笛

Case 2

以腹泻伴血便为主要表现的 Cronkhite-Canada 综合征病例多学科讨论

消化科病史汇报

患者，男性，57 岁，自由职业，已婚已育，配偶及儿子体健，因"反复腹泻、便血 1 年余"于 2022 年 1 月就诊入院。

2021 年 7 月，患者无明显诱因下出现腹泻合并便血，大便每日约 10 次，不成形，伴血便，有黏液，间断有上腹痛，呈阵发性，腹痛不剧烈，与饮食、活动、体位无明显相关性，偶伴烧心、反酸，无恶心、呕吐。

2021 年 7 月 21 日，患者就诊于当地医院。肠镜示：全结肠见弥漫息肉样增生灶，全结肠隆起、糜烂，性质待病理检查。病理示：全结肠慢性炎症伴黏膜固有层水肿、糜烂，可见隐窝脓肿。腹部增强 CT 示：升结肠憩室，结肠壁及直肠壁增厚，考虑炎性改变可能。予以住院；患者经补液、抗感染治疗后好转出院。

2021 年 9 月 29 日，患者再次因便血、腹泻就诊于苏州当地医院，腹部增强 MRI 示右侧肛周可疑信号，考虑肛瘘，左侧腹股沟区小淋巴结。予以美沙拉秦口服，辅以抗感染、调菌、营养支持治疗后好转出院。

2022 年 1 月 2 日，患者再次出现便血，当时腹泻每日 8 ～ 10 次，为稀水样便，就诊于当地医院。院内会诊后考虑：不排除非感染性腹泻；炎症性肠病可能；风湿免疫性疾病可能。经对症治疗后，患者未再次便血，但腹泻仍难以纠正，仍为每日 7 ～ 8 次稀水便。遂于 2022 年 1 月 26 日转入上海交通大学医学院附属瑞金医院治疗。测 ALB 为 28g/L，再次行肠镜，循腔进镜至回肠末段，镜下回肠末段及全结肠黏膜充血水肿，呈铺路石样改变，腺体肥大、增生明显，部分病灶呈节段性改变，可显露正常黏膜，局灶可见溃疡形成，部分覆盖白苔，分段取材送病理检查。诊断为回肠末段、全结肠炎。自2022年1月2日以来，患者逐步由饮水过渡到流质饮食，入院当天为半流质饮食，睡眠欠佳，大便见上述，小便无明显异常，体重下降约5kg。

消化专科查体

患者手背、足背皮肤色素沉着，可见小痣样色斑；爪甲营养不良，颜色变暗，呈黄白色，表面出现鳞屑，高低不平（见图2-1）。

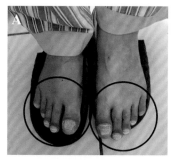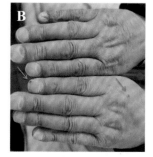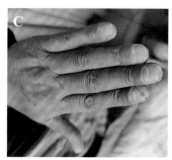

图 2-1　患者查体

影像学检查

胃镜（见图2-2）：可见胃、十二指肠密集分布息肉样增生，大小为0.5～2.0cm，予以内镜下黏膜切除术切除2枚（交病理科）。病理提示：增生性息肉。

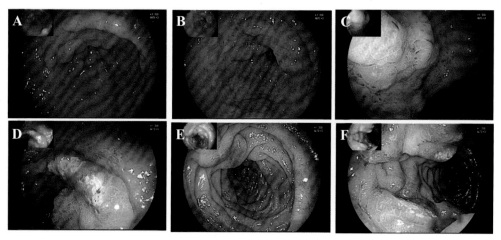

图 2-2　胃镜：胃、十二指肠密集分布息肉样增生。图 A、B：胃窦；图 C：胃体；图 D～图 F：十二指肠

经肛小肠镜（见图 2-3）：可见全结直肠密集分布上百枚息肉样增生，大小为 0.5 ～ 2.0cm，部分广基，部分亚蒂，部分头端呈分叶状改变；回肠末段亦可见上述改变，回肠下段息肉逐步稀疏至消失。

小肠CT（见图 2-4）：全消化道多发息肉样隆起，其中回肠末段息肉数量、体积较大，有套叠入右半结肠可能。

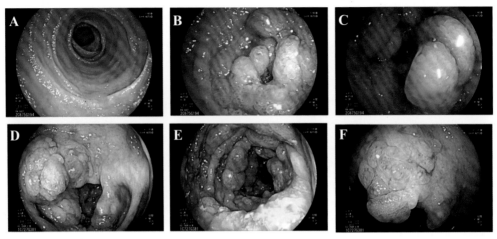

图 2-3　肠镜：全结直肠密集分布上百枚息肉样增生。图 A：回肠下段；图 B、C：回肠末段；图 D：回盲部；图 E：升结肠；图 F：降结肠

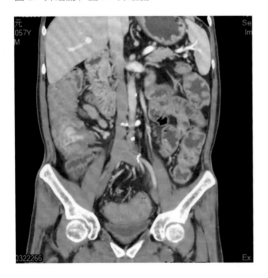

图 2-4　肠道 CT：胃、回肠末段、结肠直肠多发黏膜隆起，呈息肉样增生改变；回肠末段似有套入右半结肠的趋势

诊断、治疗及预后

该患者拟诊 Cronkhite-Canada 综合征，给予支持治疗＋甲泼尼龙 40mg 冲击治疗后症状缓解。

讨 论

Cronkhite-Canada综合征，又名息肉、色素沉着、脱发、爪甲营养不良综合征，最早于1955年由Cronkhite等首先报道。其临床特征以腹泻为主，合并全消化道多发性息肉，伴皮肤色素沉着、毛发脱落、爪甲萎缩等。多数学者认为Cronkhite-Canada综合征的息肉属于幼年型错构瘤样息肉。息肉有上皮细胞覆盖，腺体增生而呈囊性扩张，分泌亢进，内含蛋白样液或黏液。黏膜固有层血管充血，有慢性炎症水肿和明显的嗜酸性粒细胞浸润。息肉可分布在从食管到直肠的全消化道中的任何部位。

根据发病经过，Cronkhite-Canada综合征共分为四型。Ⅰ型：以腹泻为初发症状；Ⅱ型：在全部症状出现之前，先有味觉异常；Ⅲ型：初发症状为毛发脱落、爪甲萎缩；Ⅳ型：先有食欲减退、全身倦怠，继之出现爪甲萎缩、毛发脱落和味觉异常，无消化道症状。

Cronkhite-Canada综合征的诊断要点主要有以下5点。①发病多为中老年人；②主要症状为腹泻、爪甲异常、毛发脱落、色素沉着、味觉异常等；③以全消化道息肉为特征；④病理活检示，息肉有上皮细胞覆盖，腺体增生呈囊性扩张，细胞间质水肿并可见炎症细胞浸润；⑤蛋白漏出试验异常，多有低蛋白血症。

Cronkhite-Canada综合征在诊断时需要注意与其他息肉综合征相互鉴别，鉴别要点见表2-1。

表 2-1 息肉综合征的鉴别诊断

综合征	基因	色素沉着部位	息肉病理类型	癌变好发部位	胃肠道外表现
黑斑–息肉综合征	*STK11*	口唇黏膜、四肢末端皮肤	错构瘤＋＋＋ 腺瘤＋	结直肠癌、乳腺癌、小肠癌、胃癌、宫颈癌、卵巢癌、胰腺癌、肺癌等	
幼年性息肉综合征	*SMAD4 BMPRIA*	—	错构瘤＋＋＋ 腺瘤＋	结直肠癌、胃癌、十二指肠癌、胰腺癌等	

续表

综合征	基因	色素沉着部位	息肉病理类型	癌变好发部位	胃肠道外表现
Cowden 综合征	PTEN	腋窝、腹股沟、面部	错构瘤＋＋＋ 腺瘤＋	乳腺癌、结直肠癌、甲状腺癌等	毛根鞘瘤、巨头畸形、皮肤错构瘤、增生性息肉、乳腺纤维化等
Cronkhite-Canada 综合征	—	四肢、掌跖、面颊	腺瘤＋＋ 错构瘤＋＋	结直肠癌、胃癌	头发稀疏、指甲营养不良等
家族性腺瘤息肉综合征	APC	—	腺瘤＋＋＋	结直肠癌、十二指肠癌等	硬纤维瘤、骨瘤、先天性视网膜色素上皮肥大等

总　结

综上所述，Cronkhite-Canada 综合征在临床上相对罕见，目前对其的认识仍较为有限，若临床医师对该病缺乏了解可能会导致诊断延误甚至漏诊，从而导致预后不良。因此，建议临床医师在评估新发腹泻和吸收不良的老年人时，若胃肠镜检发现异常数量的息肉，注意寻找有无特征性的表现。糖皮质激素疗效较为肯定，是目前主流的治疗药物。

参考文献

[1] Cronkhite LW, Canada WJ. Generalized gastrointestinal polyposis; an unusual syndrome of polyposis, pigmentation, alopecia and onychotrophia[J]. New Engl J Med, 1955, 252(24): 1011-1015.

[2] Kwon J, Fluxa-Cardenas D, Francis D. Cronkhite-Canada syndrome[J]. Clin Gastroenterol Hepatol, 2022, 20(6): e1224-e1225.

[3] Lu Y, Huang F, Wang Y, et al. Clinical and endoscopic characteristics of Chinese Cronkhite-Canada syndrome patients: a retrospective study of 103 cases[J]. Digestive Diseases (Basel, Switzerland), 2021, 39(5): 488-495.

[4] Burke AP, Sobin LH. The pathology of Cronkhite-Canada polyps. A comparison to juvenile polyposis[J]. Am J Surg Pathol, 1989, 13(11): 940-946.

上海交通大学医学院附属瑞金医院

顾于蓓

Case 3

生物制剂联合治疗难治性溃疡性结肠炎病例多学科讨论

患者，男性，51岁，因"间断黏液脓血便15年，加重半个月"入院。

患者15年前无明显诱因下出现脐周持续性绞痛，排黏液脓血便，里急后重，每日排便10余次，无发热，于外院就诊完善结肠镜诊断为"溃疡性结肠炎"，予以糖皮质激素口服治疗后症状减轻。15年来，患者间断排黏液脓血便，间断应用中药口服及灌肠治疗，未进行系统规律的长期治疗；半个月前，患者再次排黏液脓血便，每日10余次。入院前半个月以来，患者体重下降约4kg。

患者既往体健。

体格检查

T 36.5℃，P 80次/分钟，R 18次/分钟，BP 110/70mmHg。全腹平软，左下腹有压痛，无反跳痛及肌紧张，肠鸣音约6次/分钟。

辅助检查

血常规：WBC 12.44×10^9/L，Hb 158g/L，PLT 432×10^9/L。

便常规：WBC 3～5/HP，RBC 0～1/HP，潜血阳性；3次便培养均为阴性；艰难梭菌阴性。

白蛋白 38.3g/L；CRP 50.2mg/L；ESR 20mm/h。T-SPOT. TB（－）。乙肝、丙肝检测均为阴性。

病毒相关检查：EBV IgG（＋），IgM（－），DNA $1.14×10^3$ 拷贝/mL；CMV IgG（＋）、IgM（－）、DNA（－）。

结肠镜（见图 3-1）：全大肠见黏膜充血、水肿，血管纹理不清，散在黏膜糜烂、溃疡及出血点。Mayo 内镜评分 3 分。

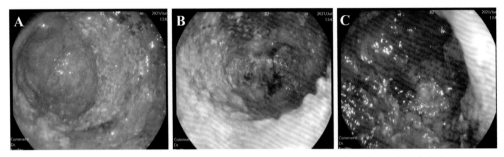

图 3-1　结肠镜：全大肠见黏膜充血、水肿，血管纹理不清，散在黏膜糜烂、溃疡及出血点

病理科意见

结肠镜活检病理（见图 3-2）：可见隐窝形态不规整，隐窝脓肿、隐窝炎，间质浆细胞等炎症细胞浸润。免疫组化：CMV（－）；EBER（－）。

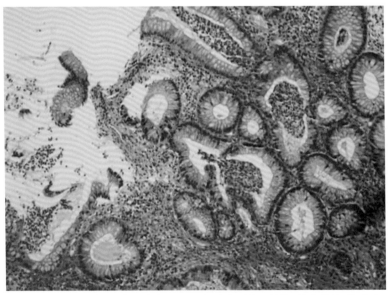

图 3-2　结肠镜活检病理（HE 染色，×200）：隐窝形态不规整，隐窝脓肿、隐窝炎，间质浆细胞等炎症细胞浸润

诊　断

溃疡性结肠炎（慢性复发型，E3，活动期重度）。

患者反复排黏液脓血便15年，近半个月加重，每日排黏液脓血便10余次。入院查体：左下腹压痛。辅助检查：CRP及ESR升高，血小板升高；便中红细胞及白细胞升高；结肠镜检查提示全结肠及直肠连续弥漫性病变；病理显示隐窝形态不规整，隐窝炎、隐窝脓肿、间质炎症细胞浸润。综上，溃疡性结肠炎（慢性复发型，E3，活动期重度）诊断成立。

多学科讨论意见和后续诊疗

▶ 治疗经过

甲泼尼龙60mg/d静滴＋维得利珠单抗300mg静滴；用药后，脓血便次数明显减少，激素改为泼尼松口服并逐渐减量。

2周后给予第2次维得利珠单抗治疗后口服泼尼松减量，在该过程中，患者病情反复，每日排黏液脓血便10余次，CRP升高至96.8mg/L，白蛋白下降至29.7g/L。甲泼尼龙60mg/d联合英夫利昔单抗300mg静脉滴注治疗。治疗后，患者便次6次/日，便血减少，CRP下降至43.9mg/L，激素改为泼尼松口服，患者病情好转出院。

此后，患者按期应用维得利珠单抗（第0、2、6周，此后间隔8周）及英夫利昔单抗（第0、2、6周，此后间隔8周）方案，两种生物制剂交替使用联合治疗。泼尼松逐渐减停过程顺利。

▶ 患者转归

16周后，患者累计应用维得利珠单抗4次、英夫利昔单抗4次，泼尼松已减停；每日排黏液便约3次，无明显便血，无腹痛，无里急后重感；体重较前增加5kg；CRP 6.88mg/L，白蛋白42.9g/L。复查结肠镜（见图3-3）：全结肠多发息肉样增生及溃疡瘢痕，Mayo内镜评分1分。评估治疗有效，停用英夫利昔单抗，应用维得利珠单抗（每隔8周用药）单药维持治疗。随访至2022年5月，患者每日排成形便约3次，无脓血便，无腹痛，CRP 13.7mg/L，此后每隔8周应用维得利珠单抗维持治疗。

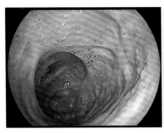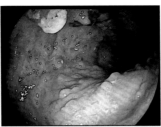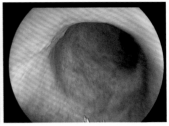

图 3-3　结肠镜（治疗 16 周后）：全结肠多发息肉样增生及溃疡瘢痕，Mayo 内镜评分 1 分

总　结

　　目前，双靶点生物制剂联合使用治疗炎症性肠病的适应证主要有难治性炎症性肠病以及合并肠外表现患者。在难治性炎症性肠病患者中，对于单一生物制剂应答不足者，可序贯加用第 2 种生物制剂联合治疗；对于以往用过所有临床药物均难以控制疾病者，可同时开始联用两种生物制剂。关于炎症性肠病双靶点治疗的研究，一项 Meta 分析纳入 30 项研究共 279 例炎症性肠病患者，结果显示克罗恩病患者中采用联合治疗者多于溃疡性结肠炎患者（76%∶22%）；联合应用最多的方案分别是抗-TNF ＋抗整合素（48%），维得利珠单抗＋乌司奴单抗（19%），维得利珠单抗＋托法替布（11%）。联合用药有效性方面：临床缓解率 59%，内镜缓解率 34%。安全性方面：不良事件发生率 31%，严重不良事件发生率 7%。在一项关于抗 TNF-α 联合维得利珠单抗治疗炎症性肠病的前瞻性研究中，6 例溃疡性结肠炎和 4 例克罗恩病患者接受了联合治疗，联合治疗的中位时间为 6 个月，随访时间 12 个月以上，临床缓解率 100%，内镜缓解率 50%，生化缓解率 75%；在联合治疗期间，未观察到比单独使用抗 TNF-α 更严重的不良事件；随访结束时，所有溃疡性结肠炎患者均可停止抗 TNF-α 治疗，接受维得利珠单抗单药治疗；克罗恩病患者中有两名在整个随访期间需要联合治疗以获得持续缓解。然而，双靶点药物联合治疗是否应该无限期持续，还是可以作为一种桥接疗法诱导缓解后仅用一种药物进行长期维持治疗，以及联合用药的安全性，尚有待大规模随机对照试验研究进一步验证。

诊治体会

纵观本例患者的治疗过程，患者在病情加重初次入院时，首选方案是应用足量静脉糖皮质激素联合英夫利昔单抗治疗。但患者因担心英夫利昔单抗的不良反应，主动选择了肠道选择性生物制剂——维得利珠单抗治疗。在应用足量静脉糖皮质激素联合维得利珠单抗（2 次）治疗后，患者病情未能得到很好控制，且在糖皮质激素减量过程中病情再次加重，此时及时加用英夫利昔单抗联合治疗。维得利珠单抗及英夫利昔单抗两种生物制剂联合治疗共 16 周（均采取第 0、2、6 周，此后每隔 8 周给药方案）后，患者病情得到很好控制，成功撤离糖皮质激素，并达到临床缓解、实验室缓解，内镜下黏膜明显改善。此后应用维得利珠单抗单药维持治疗，并持续获得临床缓解。

本例患者在两种生物制剂联合用药期间，并未出现药物不良反应及感染性疾病等不良反应，但生物制剂长期联合使用的安全性问题仍需进一步关注。

两种生物制剂联合治疗后，患者内镜下黏膜愈合比例更高，此后选择安全性更好的维得利珠单抗单药维持治疗可以带来长期的疾病缓解和更好的安全性。

参考文献

[1] Privitera G, Onali S, Pugliese D, et al. Dual targeted therapy: a possible option for the management of refractory inflammatory bowel disease[J]. J Crohns Colitis, 2020: jjaa149.

[2] Ahmed W, Galati J, Kumar A, et al. Dual biologic or small molecule therapy for treatment of inflammatory bowel disease: a systematic review and meta-analysis[J]. Clin Gastroenterol Hepatol, 2022, 20(3): e361-e379.

[3] Buer LCT, Høivik ML, Warren DJ, et al. Combining anti-TNF-α and vedolizumab in the treatment of inflammatory bowel disease: a case series[J]. Inflamm Bowel Dis, 2018, 24(5): 997-1004.

中国医科大学附属盛京医院

解　莹　田　丰

Case 4

直肠溃疡伴肛周脓皮病病例多学科讨论

消化科病史汇报

患者，男性，58岁，因"间断腹泻20年，肛门间断流脓10年"入院。

患者自2001年起无明显诱因下出现腹泻，2～3次/日，多为黏液便，偶伴下腹坠胀，无其他不适，于当地医院查肠镜考虑"溃疡性结肠炎"，未口服药物治疗，自诉症状缓解。2011年起，患者间断出现肛门流液，多呈水样，无脓血，程度较轻，未累及臀部，当地医院考虑"肛瘘"，未治疗；后病变面积逐渐增大，并出现流脓、流血等情况。2018年5月，患者上述病情加重，部分皮肤发黑、质硬，以肛周及右侧臀部为重，并伴肛门坠胀，便意频繁。肛门超声检查显示：肛管后方截石位6点探及窦道样回声，沿内外括约肌间向肛管上方延伸至距肛缘7cm左右，内口位置疑在距肛缘2cm处。于外院行脓肿清创治疗，术后病理示符合"化脓性汗腺炎"诊断。术后患者仍有肛门坠胀感，其他症状较前减轻。同年12月，复诊示肛门左侧可及饱满区域，伴触痛，并可及窦道，分泌脓性物，余症状基本同前。肠镜检查示：进镜7～18cm直乙交界处可见肠壁增厚，黏膜僵硬，易出血。病理示：炎性肉芽及渗出坏死组织。2019年1月，再次予以切开引流，术后肛周及臀部皮肤仍间断有脓血及血液渗出，程度较前减轻，肛门坠胀感同前，间断外用药物治疗（具体不详）。

2021年12月，为进一步诊治就诊于我院。患者既往体健。

辅助检查

体格检查：臀部、肛周可见大片瘢痕及散布流脓瘘口，局部皮肤呈黑色牛皮样改变（见图 4-1），触之质硬，部分皮岛有波动感。指诊：可触及肛管内瘘口，退出可见出血。

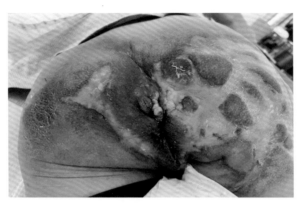

图 4-1　臀部查体：臀部、肛周可见大片瘢痕及散布流脓瘘口，局部皮肤呈黑色牛皮样改变

实验室检查：Hb 56g/L，网织红细胞占比 1.65%，PLT 365×10^9/L，ALB 25g/L，CRP 12.5mg/dL，IgG 3220mg/dL，粪便钙卫蛋白 869.9μg/g；病毒化验未及特殊或异常。

肠镜（见图 4-2）示：直肠肠腔黏膜粗糙隆起，伴溃疡及肠腔狭窄，距肛缘约 10cm 处见可疑瘘口；退镜距肛缘约 15cm 以下可见环周狭窄，黏膜粗糙隆起，触之易出血，内镜窄带成像术（narrow band imaging，NBI）显示腺管结构不清。病理：黏膜慢性炎症，另见炎性肉芽组织及炎性渗出物。

免疫组化：CK 示上皮细胞阳性，CD20 和 CD3 示 B、T 淋巴细胞阳性，CD31 示血管内皮细胞阳性，CgA 阴性。

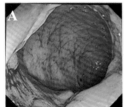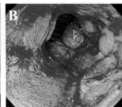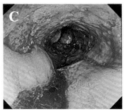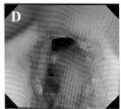

图 4-2　结肠镜：退镜距肛缘 15cm 以下可见环周狭窄，黏膜粗糙隆起（图 A～图 C）；距肛缘约 10cm 处见可疑瘘管（图 D）

影像科意见

患者增强CT检查（见图4-3A、B）示乙状结肠壁厚，呈铅管状，肠壁缺少特异性分层强化，周围脂肪密度无明显增高。直肠周围可见明显强化的软组织密度影，会阴部及双侧臀部皮下软组织肿胀，可见多发环形强化，其中左侧病灶内可见局部积气，考虑臀部感染并局部脓肿形成。MRI检查（见图4-3C、D）示：直肠、乙状结肠壁明显增厚，浆膜面毛糙，系膜血管增多、增粗，DWI高信号，黏膜层为著；肛周脓肿，经括约肌间偏左侧肛瘘，呈马蹄形；会阴部及臀部皮肤增厚、皮下软组织肿胀，多发DWI高信号，考虑脓肿及窦道形成；小肠未见明显异常强化。综上影像学表现，肠道病变范围局限，以炎性表现为主，溃疡性结肠炎或克罗恩病诊断证据不充分，考虑直肠、乙状结肠壁厚伴肛瘘，臀部感染。

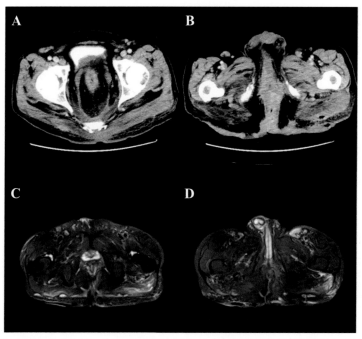

图4-3 腹部及盆腔影像学检查：腹部增强CT（图A、B）示乙状结肠和直肠增厚，强化明显，直肠周围明显强化的软组织密度影，会阴部及双侧臀部皮下软组织肿胀，可见多发环形强化，其中左侧病灶内可见局部积气，考虑臀部感染并局部脓肿形成；盆腔MRI检查（图C、D）脂肪抑制T$_2$WI图像更为清晰地显示肛瘘及臀部感染

外科意见

患者臀部广泛大片状瘢痕，肛周可见多发脓肿及瘘管，指检可触及肛管内瘘口，指套退出可见出血，盆腔MRI提示直肠壁厚伴肛瘘及臀部感染，考虑该患者复杂性肛瘘合并臀部脓肿明确。针对此情况，外科治疗方面建议行肛周脓肿切开引流、化脓性汗腺切开及肛门清创搔刮冲洗等手术，解除患者脓肿并改善患者局部炎症，促进组织创面恢复，在缓解临床症状的同时可留取病理标本送检以进一步明确诊断。另外，患者伴黏液便，肠镜检查提示肠腔狭窄与溃疡形成，影像学检查提示直肠、乙状结肠壁厚及复杂瘘管形成，肠镜病理不支持炎症性肠病诊断，应考虑肠道病变与肛门臀部病变相关性的可能。

病理科意见

该患者肠镜病理（见图4-4）提示黏膜慢性炎症，另可见炎性肉芽组织及炎性渗出物。根据此次病理结果无法明确做出炎症性肠病的诊断，首先黏膜隐窝结构无破坏，未见隐窝炎及隐窝脓肿；其次可见肉芽组织及炎性渗出物，仅能提示黏膜有溃疡形成，暂不考虑溃疡性结肠炎诊断；且肛瘘、脓肿等炎症反复发作，刺激肠壁也可能导致肠黏膜糜烂、溃疡形成，进而出现炎性肉芽组织，因此亦无法确诊克罗恩病。

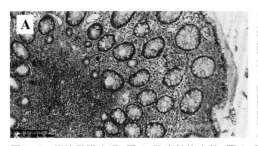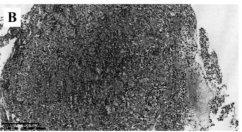

图 4-4　肠镜黏膜病理: 图 A: 隐窝结构完整; 图 B: 黏膜慢性炎症,可见炎性肉芽组织及炎性渗出物(HE染色,×100)

皮肤科意见

患者臀部广泛大片状瘢痕及窦道伴脓液流出，部分皮肤呈黑色样改变，触之质硬，部分皮岛有波动感，结合既往外院病理考虑需与化脓性汗腺炎相鉴别。化脓性汗腺炎是一种反复发作的顶泌汗腺炎症性病变，呈现疼痛性和炎症性病变，通常发生于腋下、腹股沟区和肛门生殖器部位，病程长、破坏性大。典型病变为深层疼痛性结节、脓肿及瘘，但瘘管病变一般不会延伸至肛管。而且化脓性汗腺炎一般为青春期和青春期后即开始发病，而此患者为中年起病，前期仅表现为肠道症状，后期才出现皮肤症状且无典型的腋窝及头部皮肤病变，不符合化脓性汗腺炎的病程。因此，在考虑该患者化脓性汗腺炎合并复杂性肛瘘诊断可能性的同时，还要考虑转移性克罗恩病的可能。克罗恩病累及肛门较常见，该患者肠壁没有汗腺结构，仅表现肠壁增厚，这是化脓性汗腺炎很难解释的。化脓性汗腺炎有NCSTN、PSENEN、PSEN1基因突变，必要时可以完善基因检测排除诊断。该患者的最终诊断仍需进一步检查及随访。该患者病程长，且未经过正规抗感染治疗，炎症反复发作，需警惕鳞癌的发生风险。

后续随访

患者于外科先后行2次肛周脓肿切开引流、化脓性汗腺切开及肛门清创搔刮冲洗术，术后臀部症状较前减轻（见图4-5），肠道症状基本同前。

第1次术后病理送检带黏膜碎组织一堆，大小5cm×4.5cm×1cm，结果提示：（肛周）皮肤真皮纤维组织显著增生，伴胶原化，多灶性淋巴细胞浸润，局部鳞状上皮假上皮瘤样增生。分析：本次活检未见急性炎症病变，组织学形态与大体所见及临床有差别，推测与取材部位有关（取自陈旧性病灶）。

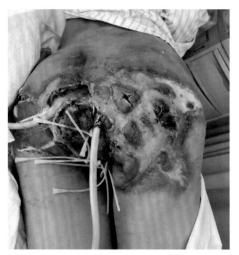

图4-5　臀部术后表现：患者行肛周脓肿切开引流、化脓性汗腺切开及肛门清创搔刮冲洗术后，可见手术切口及引流管

第2次术后病理送检灰粉、灰褐色碎组织2块，大小共1.5cm×0.8cm×0.5cm，结果提示：（皮肤及皮下组织）皮肤真皮化脓性炎症伴脓肿形成，脓肿周围慢性炎症伴纤维化，其中炎性渗出物多围绕汗腺，表皮鳞状上皮假上皮瘤样增生。

总　结

　　患者为中年男性，慢性病程，反复发作，主要表现为肛周及臀部反复发作的脓肿及间断黏液便，伴肛门坠胀感。查体可及肛管内瘘口、臀部大片瘢痕及局部波动感等。化验提示贫血、低蛋白，粪便钙卫蛋白水平显著升高，肠镜提示病变位于直肠，影像学检查提示直肠及乙状结肠壁厚，可见肛瘘、臀部脓肿及窦道。结合患者病史及化验检查，极易考虑诊断为以肛瘘为首发表现的克罗恩病合并转移性克罗恩病。

　　化脓性汗腺炎（hidradenitis suppurativa，HS）是一种慢性炎症性皮肤病，通常发生在青春期后，主要与遗传、免疫、炎症、微生物感染、肥胖及吸烟相关，一般以女性患者为主，诊断主要依据病史、临床表现、家族史及病理等。同时符合以下条件中的前 2 条即可诊断化脓性汗腺炎，明确存在第 3 条可考虑家族性化脓性汗腺炎，第 4 条对诊断和鉴别诊断具有辅助作用。①病史：患者通常有反复发作的疼痛性或化脓性皮损；②典型临床表现：顶泌汗腺分布部位的深在疼痛性结节、脓肿、窦道、瘢痕；③化脓性汗腺炎家族史；④皮损组织病理。该患者发病时，化脓性皮损病变位于肛周，后逐渐扩大至臀部，疾病反复发作，且院外病理曾提示化脓性汗腺炎可能，因此尤其需要重视化脓性汗腺炎诊断的可能性。

　　然而，该患者的发病时间、病程及病变部位均与典型化脓性汗腺炎存在差异，需进一步与转移性克罗恩病相鉴别。转移性克罗恩病又称皮肤克罗恩病，是一种罕见的克罗恩病肠外表现，主要表现为脓肿、瘘管、溃疡或结节，常发生于儿童，病理表现常与肠道病变组织一致，表现为非干酪样肉芽肿。该患者虽然以肠道症状首发，但其在外院及我院的多次皮肤病理检查均未发现肉芽肿性改变，也不符合转移性克罗恩病的诊断。

　　单纯化脓性汗腺炎瘘管病变一般不会延伸到肛管，因此亟待探寻患者肛瘘及肠道病变的病因。目前，多项研究表明化脓性汗腺炎与炎症性肠病具有相关性，尤其是克罗恩病。肛瘘在瘘管型克罗恩病中占比可高达 56.7%，克罗恩病肛瘘瘘管内口大多位于齿状线以上。而既往肛门超声结果显示，该患者肛瘘内口位于齿状线附近，且胃肠道症状不明显，这似乎也并不符合克罗恩病瘘管特点。而且患者肠道病变范围局限于近肛门 15cm，肠镜病理所示炎性肉芽肿也可因肛瘘及周边炎症反复刺激形成，因此也不足以支持诊断克罗恩病。但该患者肠道病变的发生早于皮肤病变，克罗恩病的诊断可能性也不能完全排除，因此该患者具体诊断仍需继续随访观察。

治疗上也可借鉴化脓性汗腺炎治疗策略确定具体的治疗方案。目前，治疗化脓性汗腺炎可选择的抗菌药物有四环素、克林霉素、利福平等，皮损内注射糖皮质激素，全身维A酸类药物给药，严重者可应用TNF-α制剂或手术加激光、光动力治疗等。当前，可予以肛瘘切开挂线及肛周脓肿切开等外科对症治疗，后续根据患者情况可考虑适当进行规律抗感染及免疫抑制剂或生物制剂等相关治疗。

参考文献

1. Ingram JR. The epidemiology of hidradenitis suppurativa[J]. Br J Dermatol, 2020, 183(6): 990-998.

2. Principi M, Cassano N, Contaldo A, et al. Hydradenitis suppurativa and inflammatory bowel disease: an unusual, but existing association[J]. World J Gastroenterol, 2016, 22(20): 4802-4811.

3. Hung YT, Le PH, Kuo CJ, et al. The temporal relationships and associations between cutaneous manifestations and inflammatory bowel disease: a nationwide population-based cohort study[J]. J Clin Med, 2021, 10(6): 1311.

天津医科大学总医院空港医院

杨　洁

天津医科大学总医院

俞清翔　宋文静　刘　刚

赵　新　王惠平　曹晓沧

Case 5

发热、腹痛、消化道出血病例多学科讨论

消化科病史汇报

患者，男性，26 岁，因"间断右下腹疼痛伴发热 3 天，便血 1 天"入院。

患者既往体健，否认肝炎、结核或其他传染病病史，否认过敏史；否认饮酒史，否认滥用药物史；否认其他手术史，否认输血史；否认高血压、心脏病、糖尿病、慢性肾病等家族史。家族中无类似疾病患者。

▶ **体格检查**

发育正常，营养中等。体温 38.4℃，脉搏 100 次/分钟，呼吸 18 次/分钟，血压 108/76mmHg。右下腹轻压痛，无反跳痛，腹肌稍紧张，肠鸣音 5～6 次/分钟。心肺未见明显异常。

▶ **辅助检查**

血常规：WBC 9.4×10^9/L，RBC 3.5×10^{12}/L，Hb 105g/L，PLT 355×10^9/L。

大便常规：WBC 0～1/HP，RBC 1～2/HP；大便潜血（＋）。大便培养未见异常。

ESR 26mm/h；CRP 12.1mg/L；C.Diff 阴性。

胃镜：慢性浅表性胃炎。

腹部 B 超：肝胆胰脾未见异常。

结肠镜（见图 5-1）：回肠末段可见巨大溃疡，周围黏膜充血，活检质略韧。

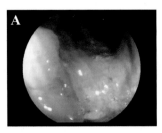
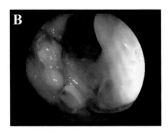
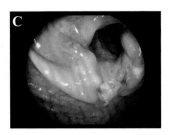

图 5-1　结肠镜：回肠末段可见巨大溃疡，周围黏膜充血，活检质略韧（图 A）；回盲瓣略狭窄变形，镜身可通过，其余全结肠、直肠黏膜光滑柔软，未见异常（图 B、C）

病理科意见

结肠镜黏膜活检病理（见图 5-2）提示：回肠末段部位未见明显恶性细胞，但是从患者内镜下表现看，需要进一步检查或者再次取材。

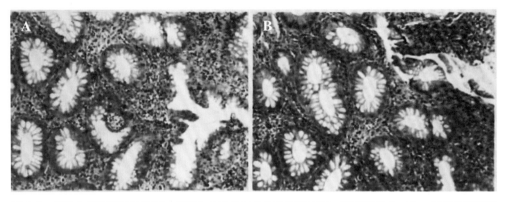

图 5-2　回肠末段黏膜活检病理：黏膜内大量急慢性炎症细胞浸润；抗酸染色（一）；局部淋巴组织增生（图 A：HE 染色，×200；图 B：HE 染色，×200）

后续治疗和随访

入院后给予禁食禁饮、抗感染、止血等对症支持治疗，患者腹痛及便血逐渐停止，但开始出现发热，体温＞ 38℃，无明显畏寒、寒战，大便潜血试验提示潜血阳性，hs-CRP 72.0mg/L，PPD、T-SPOT、ESR 正常，ANCA、ASCA、肝功能及胸部 CT 检查均未见异常。

初步多学科讨论

▶ 入院时病情总结

该患者为青年男性，病程短，起病急，以腹痛、发热并便血为主要表现。1年前，患者因受凉出现阵发性脐周疼痛，伴发热、乏力，症状自行缓解。入院查体右下腹轻压痛，腹肌稍紧张，无反跳痛，余未见异常。辅助检查提示轻度贫血，便潜血试验阳性，ESR及CRP水平升高。

▶ 入院时诊断思路

首先考虑肠道病变导致贫血的可能，结合该患者为青年男性，有腹痛及发热，高度怀疑肠道炎症性疾病，遂行肠镜检查。肠镜检查提示回肠末段可见巨大溃疡，活检质略韧。黏膜活检结果提示：黏膜内大量急慢性炎症细胞浸润；抗酸染色（－）；局部淋巴组织增生。

▶ 入院初步诊断

肠结核疑似，克罗恩病待排，淋巴瘤待排。

▶ 鉴别诊断

首先考虑肠结核的可能性，并与克罗恩病进行鉴别诊断。

肠结核鉴别诊断的支持点主要有：结核中毒症状；CRP水平明显升高。不支持点有：无结核接触史；无肠外结核表现；ESR、T-SPOT、胸部CT阴性；内镜溃疡不典型；活检抗酸染色（－）。

克罗恩病鉴别诊断的支持点主要有：青年男性，发热、腹痛、血便。不支持点有：无肠外表现；镜下未见典型溃疡表现；活检未见小血管炎及干酪样非肉芽肿样坏死病灶。

后续检查及治疗

进一步完善检查，消化道钡餐、胸腹部CT、自身抗体系列、血清病毒系列、大便培养、血培养均未见异常。至此依然无法明确患者病因，考虑到患者肠结核的可能性大，在征得患者及家属知情同意后，对患者进行诊断性抗结核治疗，方案为异烟肼、利福平、吡嗪酰胺、乙胺丁醇四联用药，诊断性抗结核治疗拟进行8周。嘱患者在抗结核治疗第4周和第8周时复诊，不适时随诊。患者接受抗结核治疗后腹痛症状略缓解，但出现关节疼痛；并在诊断性抗结核治疗进行至第 7 周时，患者无明显诱因下腹痛加重，呈持续性钝痛，部位同前，伴发热、乏力，无盗汗、腹泻、腹胀、黏液脓血便等，监测肝功能提示 ALT 420U/L，AST 682U/L，体重下降约 8kg。

针对患者关节疼痛、腹痛加重并出现肝功能损伤的情况，我们考虑可能的原因有：抗结核治疗药物的不良反应，主要是吡嗪酰胺，利福平也有可能导致肝损伤；患者诊断非肠结核，可能为克罗恩病的肠外表现。基于患者当前情况，并结合以上分析，遂停止抗结核治疗，并进行第 2 次结肠镜检查。复查肠镜（见图 5-3）：回肠末段溃疡较前有所减轻，回盲部、升结肠黏膜出血性改变，余结肠、直肠未见异常。

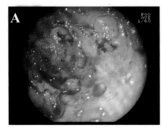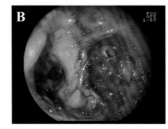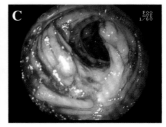

图 5-3 肠镜：回肠末段溃疡较前有所减轻。图 A：回肠末段；图 B：回盲瓣；图 C：升结肠

放射科意见

小肠CT（见图 5-4）检查显示：回肠远段肠壁增厚并强化明显，肠管走行僵硬，肠管外周围脂肪间隙密度增高，并可见肿大淋巴结影，较大的直径约有 1.8cm。考虑：淋巴瘤待排；克罗恩病待排。

超声医学科意见

腹部B超检查示：全结肠肠管管壁广泛性呈低回声增厚，以右侧腹为著，多为炎性改变。腹腔肠系膜上多发肿大淋巴结，较大的约为 3.1cm×0.8cm。超声引导下腹腔淋巴结穿刺活检提示：淋巴组织增生；免疫组化结果未见异常。T细胞略占优势，其内见少量散在转化大细胞，无形态特异性。

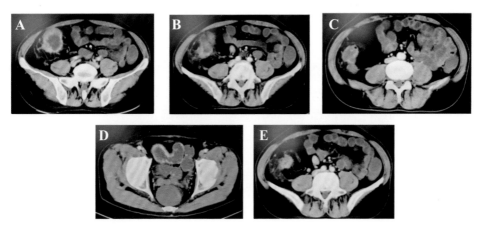

图 5-4　小肠 CT：回肠远段肠壁增厚并强化明显（图 A～图 C）；肠管走行僵硬，肠管外周围脂肪间隙密度增高，并可见肿大淋巴结影（图 D、图 E）

后续病情和随访

在患者二次入院第 5 天晚间 19 时左右，患者腹痛再次加重，以右侧腹为著。查体：全腹压痛，反跳痛，肌紧张。急诊行立位腹平片提示双膈下游离气体，右侧腹见气液平。此时考虑患者发生急性消化道穿孔并继发急性腹膜炎，经胃肠外科会诊后行急诊手术治疗。术中腹腔可见黄绿色积液，量约 1000mL，小肠充血、水肿，小肠系膜见多发淋巴结肿大，小肠两处穿孔。术后病理提示小肠黏膜多处见成片异形淋巴细胞浸润，局部浸润至肌层；局部可见穿孔，腹膜炎改变；符合结外 NK/T 细胞淋巴瘤，鼻型；肠系膜淋巴结呈反应性增生，未见明确受累。

再次多学科讨论和血液科意见

淋巴瘤是一种起源于单个突变淋巴细胞的肿瘤性疾病，具有异质性。其特征性的临床表现包括无痛性、进行性淋巴结肿大和局部肿块。病变侵犯界外组织（如消化道、骨骼等）则表现为相应组织器官受损的症状；侵犯骨髓时形成淋巴细胞白血病，则有发热、消瘦、盗汗等全身症状，甚至恶病质。根据组织病理学特征，将淋巴瘤分为霍奇金淋巴瘤和非霍奇金淋巴瘤两大类，约 85% 的淋巴瘤为非霍奇金淋巴瘤。对于大多数非霍奇金淋巴瘤患者，病因不明，多种因素可能导致非霍奇金淋巴瘤，包括免疫缺陷、感染（包括 EBV、人 T 淋巴细胞

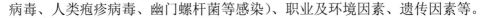

病毒、人类疱疹病毒、幽门螺杆菌等感染）、职业及环境因素、遗传因素等。

本例患者以腹痛、发热、消瘦、便血为主要表现，内镜发现肠道溃疡、占位性病变，影像学检查提示肠道肿瘤性病变，诊断性抗结核治疗及对症支持治疗效果不佳，患者继发小肠穿孔并急性腹膜炎，急诊手术病理提示非霍奇金淋巴瘤（NK/T细胞淋巴瘤，鼻型）。考虑至此诊断明确。

最终诊断

非霍奇金淋巴瘤（NK/T细胞淋巴瘤，鼻型）。

血液科治疗方案

经血液科进一步检查评估，该患者分期为Ⅳ期B组，后转至血液科行化疗。非霍奇金淋巴瘤根据全身症状分组：不明原因发热，体温＞38℃；盗汗；半年内体重下降10%以上。出现以上任何一项即为B组症状，A组则无以上症状。

总　结

本例患者诊疗的难点主要集中在对疾病的早期诊断方面，由于患者起病急，病程短，临床表现缺乏特异性，完善肠镜检查后溃疡的镜下表现亦缺乏指向性，而溃疡病变的病理结果也没有发现恶性征象。根据该患者为青年男性，腹痛、发热、消瘦易误导临床医生往肠结核方面考虑，而诊断性抗结核治疗过程中患者出现的并发症亦与抗结核治疗药物的不良反应相似，进一步导致诊断困难。患者原发病情继续进展，最终并发消化道穿孔和急性腹膜炎，通过急诊手术行淋巴结组织病理检查后才得以明确诊断，在一定程度上提示肠镜活检组织标本体积较小，并不利于肠道淋巴瘤的早期诊断，并且考虑到肠镜下常规组织活检所获得的组织量与细针穿刺所获得的组织量相似，在此种情况下，即使能够诊断，也不足以确定非霍奇金淋巴瘤的亚型。

肠型淋巴瘤的诊断要点包括：腹痛、腹部包块、腹胀、发热、消瘦等；不明原因消化道出血；内镜发现肠道溃疡、占位性病变；影像学显示肠道肿瘤性病变；组织病理示异形淋巴细胞；免疫组织学染色提示CD3、CD8、CD20等标志物为阳性。肠型淋巴瘤与肠结核的鉴别诊断要点可见表 5-1。

表 5-1　肠结核与淋巴结鉴别诊断要点

	项目	肠结核	淋巴瘤
临床表现	病因	结核分枝杆菌	EBV
	局部症状	腹痛、腹泻或便秘、腹部肿块	累及胃肠道，表现腹痛、腹泻和肿块
	全身症状	长期发热、盗汗、倦怠、消瘦、贫血等	常伴发热、消瘦、盗汗，最后出现恶病质
	并发症	肠梗阻多见	肠出血及肠穿孔
实验室检查	ESR	多明显增快	活动期可有增快
	骨髓	无异常	少数可找到淋巴瘤细胞
	PPD/T-SPOT	阳性	阴性
	抗酸染色	阳性	阴性
	影像学检查	钡影跳跃征象	CT检查可发现多个肿大淋巴结
	内镜检查	病变黏膜充血、水肿、溃疡形成（常呈横行、边缘呈鼠咬状），炎症息肉，肠腔变窄	黏膜溃疡、坏死，炎症细胞弥漫性浸润，有微血管倾向
	病理学检查	肠段和（或）肠系膜淋巴结病理组织学检查发现干酪样肉芽肿可确诊	是诊断淋巴瘤的金标准，不同的淋巴瘤有不同的分化抗原，可为淋巴瘤进一步分型诊断提供依据

本病例诊疗过程中以消化内科为主体，鉴别诊断涉及多个组织器官，包括肠道、淋巴结、皮肤结节、口腔溃疡等，针对此种情况建议深挖、大块活检有助于明确诊断。对于可疑病例，可以与病理科沟通，加做免疫组化、基因重排等检查，对病变进行更深入的评估。本病例治疗过程中，病情变化与药物不良反应有重叠（关节疼痛、肝损害），易误导临床医生思维，今后遇到此种情况应注意思维发散，切不可一叶障目。

参考文献

[1] Leyden D, Melby N. Enteropathy-associated T-cell lymphoma manifesting as non-specific abdominal pain: a case report highlighting the dangers of relying on Google Translate for clinical history taking[J]. Clin Case Rep, 2021, 9(12): e05139.

[2] Ishibashi H, Nimura S, Hirai F, et al. Endoscopic and clinicopathological characteristics of colorectal T/NK cell lymphoma[J]. Diagn Pathol, 2020, 15(1): 128.

[3] Soderquist CR, Bhagat G. Gastrointestinal T- and NK-cell lymphomas and indolent lymphoproliferative disorders[J]. Semin Diagn Pathol, 2020, 37(1): 11-23.

空军军医大学附属西京医院

苏　松　赵宏亮　李世森

陈　玲　李增山　梁　洁

Case 6

炎症性肠病合并 SAPHO 综合征病例多学科讨论

患者，男性，25 岁，因"间断腹痛、腹泻、便血 3 年余"于 2019 年 11 月 21 日入院。

▶ **现病史**

2016 年 2 月，患者无明显诱因出现脐周及左下腹持续性钝痛，NRS 评分 3 ～ 4 分，伴里急后重，排稀糊状黏液脓血便，色暗红，伴血凝块，每日 6 ～ 7 次，排便后腹痛稍减轻，无发热、盗汗、肛周疼痛。外院行肠镜检查示盲肠、升结肠、横结肠及降结肠充血水肿，糜烂溃疡灶密集分布；病理检查示（盲肠）黏膜急慢性炎症伴糜烂及部分腺体轻度非典型增生，间质淋巴组织增生。考虑溃疡性结肠炎，予以地塞米松磷酸钠 2mg 灌肠，口服美沙拉秦肠溶片 1g 每日 4 次治疗后，症状缓解。

2019 年 10 月，患者因滑膜炎、痤疮、脓疱病、骨肥厚、骨髓炎综合征（synovitis-acne-pustulosis-hyperostosis-osteomyelitis syndrome，SAPHO）服用中药后间断出现左腹绞痛，NRS 评分 5 分，伴腹泻，便中偶见少量鲜血。停用中药后腹痛仍逐渐加重，NRS 评分 7 ～ 8 分，夜间加重，白天较轻，左侧卧位可稍缓解；伴暗红色水样便，可见脓液，每日 3 ～ 4 次；伴发热，体温最高 37.5℃。外院完善检查，血常规：WBC $14.61×10^9$/L，N% 79.1%，Hb 153g/L；炎症指标：ESR 65mm/h，CRP 197.20mg/L；便常规：WBC（25 ～ 30）/HP，RBC（15 ～ 20）/HP，OB（＋）；ANCA 全项：pANCA（＋），抗 -PR3（＋）。结肠镜检查示横结肠、降结肠连续弥漫不规则溃疡改变，形成黏膜桥，表面糜烂，触之易出血，乙状结肠、直肠黏膜未见异常；病理示（降结肠）黏膜慢性炎症伴糜烂及坏死，部分腺上皮呈管状腺瘤样增生。考虑溃疡性结肠炎，克罗恩病不除外。予以甲硝唑0.5g（2次/日），美沙拉秦4g每晚灌肠，持续口服美沙拉秦1g（4次/日）后，症状无缓解。11月11日起，静脉给予甲泼尼龙40mg/d，4日后，腹痛减轻，便次减为1～2次/日，性状同前，体温恢复正常。2019年11月18日，复查WBC 12.49×10⁹/L，N% 85.8%，Hb 153g/L，ESR 5mm/h，hsCRP 24.38mg/L；便常规：大量红白细胞，潜血（＋）。目前，患者维持口服甲泼尼龙32mg/d、美沙拉秦缓释颗粒1g（4次/日）治疗。为进一步诊治收住院。近1个月，患者体重下降8kg，否认脱发、光过敏、结膜红肿、口腔及外阴溃疡、肛周病变。

▶ 既往史

患者自2012年起出现双侧面颊部及前胸部少量痤疮；2018年9月，先后出现胸肋关节、左腕关节、右踝关节及双膝关节持续性肿痛，伴活动受限；2018年10月就诊于免疫科，查ESR 60mm/h，hsCRP 22.25mg/L；全身骨显像示左股骨下端、双侧胫骨近端、双胸锁关节、双肩、双踝异常，炎性改变可能大，诊断SAPHO综合征。予以皮下注射重组肿瘤坏死因子受体–抗体融合蛋白25mg（2次/周），用药1个月；柳氮磺吡啶肠溶片1.0g（2次/日）。2018年12月，改为口服甲泼尼龙20mg/d，其后规律减量停药，关节肿痛缓解，面部痤疮好转，激素减量后出现前胸及背部痤疮加重。2019年5月，予以口服中药、盐酸米诺环素50mg（2次/日），再次皮下注射重组肿瘤坏死因子受体–抗体融合蛋白25mg（2次/周），面部痤疮基本消退，前胸及背部痤疮好转。2019年10月，患者便血后停用上述药物。个人史、家族史无殊。

▶ 入院检查

• 体格检查：BMI 19.62kg/m²，生命体征平稳，前胸可见密集丘疹连成片状，覆有脓痂。心律齐，无杂音。双肺呼吸音清。腹软，无压痛、反跳痛，肠鸣音较活跃，6次/分钟。脊柱无畸形、压痛，四肢关节活动自如，双下肢无水肿。

• 血常规：WBC 13.06×10⁹/L，N% 80.6%，Hb 112g/L，PLT 337×10⁹/L。

• 生化：ALB 32g/L，ALT 18U/L，Cr(E) 100μmol/L，LD 144U/L；凝血功能大致正常，D-二聚体（－）；尿常规正常；便常规＋潜血：褐色糊便，WBC、RBC大量，OB（＋）。

• 炎症指标：ESR 28mm/h，hsCRP 42.33mg/L，IL-6 22pg/mL，TNF-α 10pg/mL。

• 免疫指标：血清蛋白电泳、免疫固定电泳、尿免疫固定电泳均正常。IgG 4.3g/L，IgM、IgA、补体水平正常；ANCA（＋）P1：10；RF、抗ENA、ANA17 项均为阴性。

• 感染指标：CMV-PP65、CMV-IgM、Weil-Felix reaction 外斐反应、T-SPOT.TB 均正常；TB 细胞亚群基本正常。

• 粪便病原学：寄生虫、细菌、真菌涂片、抗酸染色、CDAB、CD 培养均为阴性。

• 结肠镜检查（11 月 26 日）示：盲袋结构正常，其上可见片状溃疡，覆黄白苔，回盲瓣呈帽状，阑尾开口清晰。升结肠散在片状溃疡，覆白苔（见图 6-1A）；横结肠近肝曲至横结肠中段见黏膜弥漫性病变（见图 6-1B 和 C），呈多发息肉样隆起，部分呈指突样，表面充血水肿明显，呈红色或紫红色，散在不规则溃疡，覆白苔，结肠袋消失；横结肠中段至结肠脾曲结肠袋完整，无炎性息肉，散在不规则溃疡，部分溃疡较深（见图 6-1D）；降结肠再次出现黏膜弥漫性病变（见图 6-1E 和 F），表面充血水肿明显，呈红色，部分黏膜纵行剥脱，可见多发黏膜桥样改变，散在不规则溃疡，覆白苔，结肠袋消失；乙状结肠、直肠黏膜光滑，血管纹理清晰，未见糜烂及溃疡，未见明显异常。

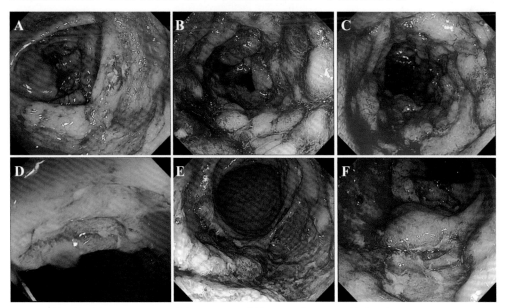

图 6-1　结肠镜检查所示。图 A：升结肠；图 B：横结肠近肝曲；图 C：横结肠中段；图 D：结肠脾曲；图 E 和 F：降结肠

病理科意见

升结肠、横结肠、降结肠黏膜呈急慢性炎，有溃疡形成及肉芽组织增生，隐窝结构紊乱，偶见隐窝脓肿。原位杂交结果：CMV ISH（－），EBER ISH（个别细胞＋）；特殊染色：抗酸染色（－），弱抗酸染色（－）；免疫组化结果：CMV（－）。其组织学表现符合炎症性肠病、溃疡性结肠炎特点，建议行回肠末段和直肠黏膜活检。

影像科意见

患者入院后完善腹盆增强CT＋小肠重建（见图6-2）：回肠末段、阑尾、盲肠、升结肠、横结肠、降结肠及乙状结肠肠壁广泛增厚伴强化，升结肠、横结肠、降结肠肠管走行僵直，结肠袋消失，符合炎症性肠病；系膜侧小血管影增多。肠腔未见明显狭窄。腹膜后、肠系膜根部、盆腔内多发小淋巴结影。

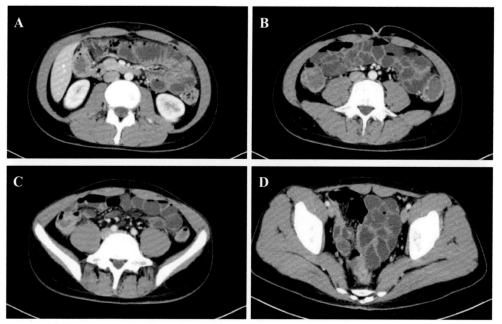

图6-2　腹盆增强CT＋小肠重建。图A、图B：升结肠、降结肠肠壁增厚伴强化；图C：盲肠、乙状结肠肠壁增厚伴强化；图D：乙状结肠肠壁增厚伴强化

风湿免疫科意见

该患者 SAPHO 综合征诊断明确，无活动性骨关节、皮肤表现，目前无明确活动证据，主要问题为结肠炎，建议恢复使用柳氮磺吡啶。如需加强免疫抑制治疗，可考虑抗肿瘤坏死因子单抗取代融合蛋白。

患者入院后无发热，间断左腹隐痛，VAS 评分 1～2 分，大便 2～3 日 1 次，为黄色不成形便。11 月 22 日，患者排 2 次暗红色糊状便，之后再无便血发作。将美沙拉秦调整为柳氮磺吡啶 1g（4 次 / 日），并维持甲泼尼龙 32mg（1 次 / 日）。自 12 月 5 日起，患者排褐色成形软便，2 日 1 次，一般状况可。复查血常规、肝肾功等无明显异常，hsCRP 7.16mg/L，ESR 11mm/h。予以出院。

最终诊断

SAPHO 综合征，炎症性肠病（类型待定）。

后续随访

2020 年 1 月 8 日门诊复诊时，患者一般状况可，颜面少量痤疮。复查血常规：WBC 6.72×10^9/L，N% 46.9%，Hb 124g/L，PLT 272×10^9/L；炎症指标：ESR 2mm/h，hsCRP 2.34mg/L。加用米诺环素 50mg（2 次 / 日）治疗痤疮；激素减量至 16mg/d。

总　结

该患者为青年男性，慢性病程，临床主要表现为间断腹痛、腹泻、黏液脓血便，病初激素灌肠及 5- 氨基水杨酸（5-ASA）口服后症状可缓解，后病情反复，伴发热，炎症指标明显升高，激素治疗有效。该患者最早于 2012 年出现 SAPHO 综合征相关症状，2018 年确诊，SAPHO 综合征相关皮肤及骨关节表现与肠道症状交替出现。结肠镜检查示结肠节段性（横结肠近肝曲至横结肠中段，降结肠）黏膜弥漫性病变，病理示结肠黏膜急慢性炎。患者肠镜表现非典型溃疡性结肠炎或克罗恩病的分布特点，但结合慢性反复病程、影像学特点和组织病理学表现，并排除其他病因，对激素治疗有效，考虑肠道病变临床诊断为炎症性肠病（inflammatory bowel disease，IBD）。对于临床难以鉴别溃疡性结肠炎、克罗恩病的病例，考虑诊断炎症性肠病（类型待定）。

SAPHO综合征是以滑膜炎、痤疮、脓疱病、骨肥厚、骨炎为表现的罕见炎症性疾病。SAPHO综合征与炎症性肠病的关联于1992年被首次报道。根据一项纳入39例SAPHO综合征合并炎症性肠病患者的系统回顾，此类患者中女性占多数（64%），55%的患者SAPHO综合征诊断先于炎症性肠病，诊断间隔中位时间为5年。据报道，SAPHO综合征患者中炎症性肠病患病率为5%～13%，而炎症性肠病患者中合并SAPHO综合征的比例则低于1%。此类患者发病年龄更小，50%在25岁以前首次确诊，低于单纯SAPHO综合征队列和炎症性肠病大型流行病学研究中所报道的中位发病年龄。虽然SAPHO综合征合并炎症性肠病患者中克罗恩病（69%）的比例高于溃疡性结肠炎，且84%的克罗恩病患者存在结肠受累，该现象可能与SAPHO综合征的发病机制相关。SAPHO综合征合并溃疡性结肠炎患者中，75%为广泛结肠型。

尽管同时患有SAPHO综合征及炎症性肠病并不会导致其中任意一种疾病的预后更差，但在出现相关症状时考虑到合并症的可能性，可选择对两种疾病均有效的药物，从而使患者获益。例如本例患者使用柳氮磺吡啶及糖皮质激素进行治疗，若激素减量中出现肠道、皮肤、关节相关症状加重，可考虑转换TNF-α抑制剂治疗。对于SAPHO综合征患者，即使间断出现消化道症状也应该怀疑合并炎症性肠病。相反地，即使炎症性肠病患者合并SAPHO综合征较为罕见，当出现某些典型特征，如前胸壁受累时，也应将SAPHO综合征纳入鉴别诊断，从而使患者获得早期诊断，提升患者生活质量。

参考文献

[1] Kahn MF, Bouchon JP, Chamot AM, et al. Chronic enterocolopathies and SAPHO syndrome 8 cases[J]. Rev Rhum Mal Osteoartic, 1992, 59(2): 91-94.

[2] Naves JE, Cabré E, Mañosa M, et al. A systematic review of SAPHO syndrome and inflammatory bowel disease association[J]. Dig Dis Sci, 2013, 58(8): 2138-2147.

北京协和医院

羽 思 李 玥

Case 7

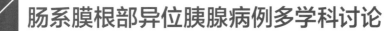

肠系膜根部异位胰腺病例多学科讨论

消化科病史汇报

患者，男性，57岁，自由职业，因"反复中下腹痛1个月"于2022年2月12日就诊入院。

▶ **现病史**

2021年12月16日，患者于无明显诱因下出现中下腹脐周疼痛，呈持续性绞痛，排便后疼痛无好转，无腹泻，无恶心、呕吐，无便血、黑便，为求诊治，至当地医院就诊，完善全腹CT平扫。CT平扫结果示：乙状结肠多枚小憩室，肠系膜周围多枚淋巴结，部分增大，周围脂肪间隙模糊；中腹部团片状软组织样密度影，周围脂肪间隙模糊。当地医院予以抗感染、对症治疗后，患者自觉症状好转。

2021年12月19日，患者自觉腹痛症状较前加重，遂转至上海交通大学医学院附属瑞金医院急诊就诊，完善血常规示白细胞计数、中性粒细胞、C反应蛋白水平升高，考虑感染可能。急诊予以美罗培南、奥硝唑抗感染治疗10日后，患者腹痛症状明显好转。12月25日，复查血常规示白细胞计数、中性粒细胞恢复至正常水平，C反应蛋白水平明显降低。12月28日，患者于半流质饮食后再次出现腹痛，性质、程度同前相仿，仍无明显恶心、呕吐，无腹泻，无黑便、血便等，故再次至瑞金医院急诊就诊。予以头孢唑肟、奥硝唑抗感染及抑酸治疗8日后，患者疼痛再次缓解。

为求进一步诊治，患者于2022年2月10日至瑞金医院消化科门诊就诊，门诊拟"腹痛待查"收治入院。

患者自起病以来，精神、睡眠尚可，食欲稍差，二便正常，体重减轻2kg。

▶ **既往史**

患者否认高血压、糖尿病、肾病、冠心病等病史。有乙型肝炎病史，未口服药物治疗。否认结核病史，否认外伤史。曾于 2020 年 6 月 2 日行多发性结肠息肉摘除术。有磺胺类药物过敏史。有吸烟史 30 年，每日 1 包。否认饮酒史。

▶ **入院查体**

体温 36.3℃，脉搏 84 次/分钟，呼吸 20 次/分钟，血压 117/64mmHg。神清，精神可，皮肤无黄染、瘀点、瘀斑。颈软无抵抗。双肺呼吸音粗，未闻及干、湿性啰音。心律齐，未及病理性杂音。腹软，轻压痛，无反跳痛，肝脾肋下未及，移动性浊音（－），Murphy's（－）。腹壁静脉无曲张，肝肾区无叩击痛。肠鸣音 4 次/分钟。双下肢无明显水肿。神经系统查体未引出病理征。

▶ **辅助检查**

乙肝相关免疫指标：乙肝病毒表面抗原＞250.00U/mL（↑），乙肝病毒表面抗体 0.57mU/mL（－），乙肝病毒e抗原 0.320（－）（0～1），乙肝病毒e抗体 0.01（－）（↓），乙肝病毒核心抗体 7.62（＋）（↑）（0～1），乙肝病毒核心抗体 IgM 0.11（－）（0～1）。

尿常规：酮体阳性（＋）（↑），潜血弱阳性，显微镜检测红细胞（镜检）0/HP。

粪常规：潜血阴性。

血常规：WBC 6.25×10^9/L，N% 70.3%（↑），淋巴细胞百分比 19.1%（↓）；余检验指标与胸片、心超无特殊。

▶ **初步诊断**

腹痛（原因待查）；脂肪肝；乙型肝炎感染。

放射科意见

肠道CT（见图 7-1）：中腹部团片状软组织样密度影，团块中可见胰腺导管，团块密度与正常胰腺密度一致。建议再次结合消化科的小肠镜检查。

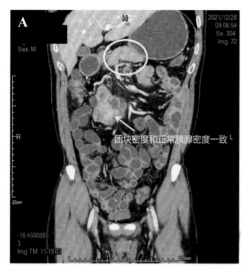
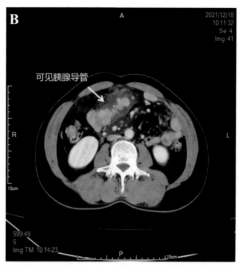

图7-1　肠道CT（2021年12月18日）：中腹部团片状软组织样密度影（图A），团块中可见胰腺导管（图B）

消化科后续检查

　　电子小肠镜双气囊检查（见图7-2）：经口小肠镜进镜至回肠上段，仅空肠上段（距离屈氏韧带50cm处）片状黏膜发白，淋巴管稍扩张，取病理活检组织样本3块。病理结果提示：空肠上段黏膜活检送检全层肠黏膜，腺上皮无异型，间质内少量淋巴细胞、浆细胞及嗜酸性粒细胞浸润，未见肉芽肿性病变或隐窝脓肿。

　　结合患者的临床症状、影像学和内镜学检查结果，考虑患者腹痛原因可能为肠系膜根部异位胰腺炎相关。建议患者进一步手术治疗。

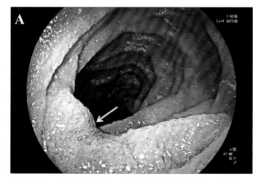
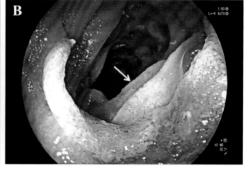

图7-2　电子小肠镜：空肠上段（距离屈氏韧带50cm处）片状黏膜发白、淋巴管稍扩张（箭头所示）

外科手术

2022 年 2 月，患者接受腹腔镜手术。术中探查见屈氏韧带下 10cm 处肠系膜肿物，此肿物与回盲部形成系带粘连（见图 7-3）；自屈氏韧带探查至回盲部肠管未见明显异常；探查见屈氏韧带下 10cm 处肠系膜肿物（大小为 5cm×4cm），质硬；用超声刀游离肠系膜肿物后，取左上腹肋缘下切口（长约 5cm），将肠系膜肿物及肠管一并脱出，切除肠系膜肿物及相近肠管；小肠肠管行端端吻合，吻合口无扭转、无张力。

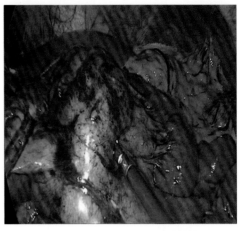

图 7-3　腹腔镜手术探查视野：屈氏韧带下 10cm 处肠系膜肿物，此肿物与回盲部形成系带粘连

肉眼见"小肠系膜肿物"小肠一段，长 15.0cm，周径 5.0cm，距一切缘 4.0cm、另一切缘 5.0cm 系膜处见一肿物，大小为 5.0cm×4.0cm×2.5cm，切面灰黄色，分叶状，质中。术中冰冻病理提示："小肠系膜肿物"符合胰腺异位，伴周围组织多灶坏死及组织细胞、异物细胞反应；肠系膜淋巴结 1 枚，呈慢性炎症表现；肠二切缘未见病变累及。

明确诊断

肠系膜异位胰腺；脂肪肝；乙型肝炎感染。

多学科讨论

异位胰腺又称迷走胰腺或副胰腺，是正常胰腺解剖部位以外的孤立胰腺组织。异位胰腺可发生在大多数腹部器官，80% 发生于胃（常在幽门前区）和十二指肠，较少发生于回肠、肠系膜、胆管、脾脏、麦克尔憩室或阑尾。

异位胰腺是胚胎发育过程中的先天性畸形，多数学者认为异位胰腺的形成是胚胎时期的胰腺原基与原肠粘连或穿透原肠壁，并随原肠的旋转及纵行生长而分布于各个异常部位。也有学者认为该病是由内胚层异向分化所致的。

异位胰腺的病理表现：大体所见为圆形或不规则的浅黄色或淡红色实质性结节，单发，偶见多发，体积一般较小，直径为2mm～4cm。75%位于黏膜下层，少数可位于肌层或浆膜下，没有包膜，镜检时异位胰腺具有正常胰腺的组织特点。当异位胰腺位于胃或十二指肠黏膜下时，常有一两个管道开口于胃肠腔内，开口通常位于胰腺隆起的最高处；如果管道不开于胃肠道，则可在局部扩大呈囊状。

目前，公认的异位胰腺的病理诊断标准为Gaspar-Fuentes分类系统，按异位胰腺构成比例将异位胰腺分为4型。Ⅰ型：与正常的胰腺组织一样，在组织标本中发现胰腺腺泡、胰岛细胞和胰腺导管；Ⅱ型：组织标本中只发现胰腺导管；Ⅲ型：组织标本中只发现具有外分泌功能的胰腺腺泡；Ⅳ型：组织标本中只发现具有内分泌功能的胰岛细胞。

异位胰腺的临床表现随其所在部位及并发的病理改变不同而不同，可分为溃疡型、出血型、梗阻型、憩室型、肿瘤型。大多数患者无症状。发生症状的主要原因为异位组织发生炎症引起的狭窄和痉挛。临床表现无特异性，可有腹胀、腹痛、恶心、呕吐、溃疡、出血、低血糖等。

总　结

综上所述，肠系膜异位胰腺比较罕见，临床症状不典型，易被误诊。大多数患者无症状，少部分可出现具有临床意义的病理生理特征，不同的临床症状和并发症与其发生部位、大小、邻近器官及功能状态密切相关，但缺乏特异性。异位胰腺的诊断与鉴别诊断较为困难。在临床上，医师需要对其临床表现、诊断、治疗策略和方法加以总结，通过不同影像学（造影、B超、CT）手段综合分析，并借助内镜（超声内镜、胃镜、肠镜）及病理活检，必要时使用腹腔镜检查进一步明确诊断，以提高诊断率。

参考文献

[1] Rezvani M, Menias C, Sandrasegaran K, et al. Heterotopic pancreas: Histopathologic features, imaging findings, and complications[J]. Radiographics,

2017, 37(2): 484-499.

[2]   Gaspar Fuentes A, Campos Tarrech JM, Fernandez Burgui JL, et al. Pancreatic ectopias[J]. Rev Esp Enferm Apar Dig, 1973, 39(3): 255-268.

[3]   叶欣, 赵洪川. 异位胰腺的临床进展[J]. 中日友好医院学报, 2009, 23(3): 180-182.

[4]   Ouro S, Tare F, Moniz L. Pancreatic ectopia[J]. Acta Medica Portuguesa, 2011, 24(2): 361-366.

上海交通大学医学院附属瑞金医院

顾于蓓

Case 8

孤立性直肠溃疡综合征合并深在性囊性结肠炎病例多学科讨论

消化科病史汇报

患者，男性，14岁，学生，因"间断排鲜血便半年"入院。

患者半年前开始排鲜血便，每日1～2次，伴里急后重，便前下腹疼痛可于排便后缓解，就诊于当地医院，行结肠镜检查示"直肠溃疡性病变"，病理诊断为"直肠腺体重度异型增生，考虑癌变"，遂来院就诊。

患者病来无口腔溃疡、关节痛等其他不适，近半年体重减轻5kg。既往体健，否认长期用药史。

▶ **入院检查**

查体：腹软，全腹无压痛、反跳痛及肌紧张。直肠指诊：齿状线附近可触及增厚黏膜，触痛阳性，指套无染血。

实验室检查：WBC 4.9×10^9/L，Hb 131g/L，PLT 265×10^9/L。白蛋白42g/L；CRP 1.9mg/L。余病毒检测、免疫指标、HIV、梅毒、T-SPOT. TB均为阴性。

外院肠黏膜病理：（直肠）黏膜缺血性改变，伴腺体轻度非典型增生。

2021年4月1日肠镜检查（见图8-1）示：进镜抵达回盲部，距肛门5cm以下黏膜充血，散在点状糜烂；距肛门2cm处见一浅溃疡，大小约为1.2cm，表面白苔，周围黏膜充血；余所见大肠黏膜光滑、色泽正常，血管纹理清晰。病理：肠黏膜炎症改变。

2021年4月28日超声肠镜检查（见图8-2）示：进镜至直肠，距肛门2cm处可见一浅溃疡，超声扫查见直肠壁五层结构消失，呈低回声改变，厚度约为8mm。病理：（直肠）溃疡，伴黏膜轻度慢性缺血改变，局灶上皮轻度非典型增生。

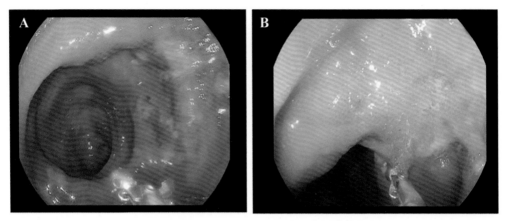

图 8-1　肠镜（2021 年 4 月 1 日）：距肛门 5cm 以下黏膜充血，散在点状糜烂；距肛门 2cm 处见一浅溃疡，大小约为 1.2cm，表面白苔，周围黏膜充血；余所见大肠黏膜光滑、色泽正常，血管纹理清晰

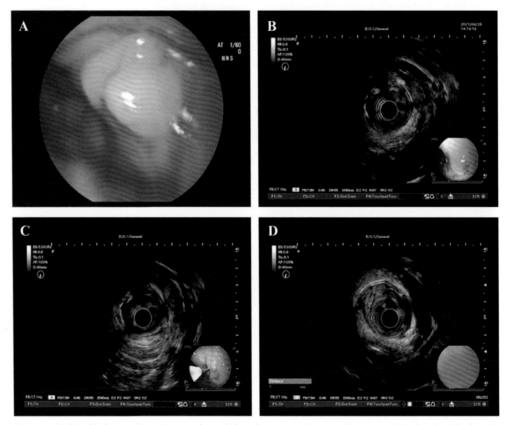

图 8-2　超声肠镜（2021 年 4 月 28 日）：进镜至直肠，距肛门 2cm 处可见一浅溃疡；超声扫查见直肠壁五层结构消失，呈低回声改变，厚度约为 8mm

初步诊断

直肠溃疡，性质待定。

影像科意见

直肠增强MR检查（见图8-3）示：肠壁呈偏心性增厚，直肠后壁明显，盆腔可见多发肿大淋巴结。PET-CT检查（见图8-4）示：直肠壁增厚，FDG代谢增高，倾向炎症。但以上影像学特点不能完全除外恶性病变的可能。

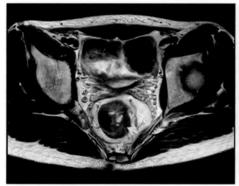 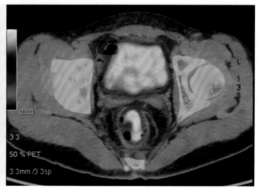

图8-3　直肠增强 MR：肠壁呈偏心性增厚，直肠后壁明显　　图8-4　PET-CT：直肠壁厚，FDG 代谢增高

病理科意见

患者多次肠黏膜病理均无恶性提示。镜下所见腺体排列尚可，个别细胞核略增大，间质纤维增生，少许炎症细胞浸润。病理改变符合肠黏膜缺血表现。

外科意见

患者直肠溃疡原因不清，多次黏膜活检虽未提示恶性，但黏膜活检取材有限，且影像学检查亦不能完全除外恶性病变可能，故建议手术切除溃疡病灶以明确诊断。

后续治疗经过

患者转入外科行"经肛门直肠病变切除术"。术中探查（见图 8-5）见距肛缘 2cm 的 5 点处有一病变，大小为 0.6cm×0.6cm；距肛缘 4cm 的 9 点处可触及黏膜下结节，大小为 1cm×1cm。将上述两处病变完整切除，术后患者恢复良好，进食及排便正常。

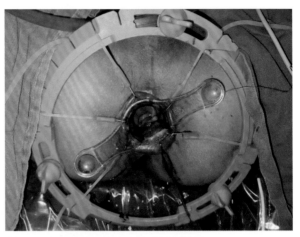

图 8-5　经肛门直肠病变切除术手术视野

病理科意见

手术切除标本大体所见（见图 8-6）：肿物呈白色，切面可见囊泡，直径分别为 0.6cm 和 0.7cm，内含白色及棕黄色黏液。镜下见肠黏膜腺体无异型性，间质纤维化，呈缺血改变，符合"孤立性直肠溃疡综合征"诊断。此外，黏膜下层见大小不等的黏液池，大部分无上皮细胞，少数衬覆正常肠黏膜，局灶见炎症细胞浸润，黏液内有钙化，肌层未见累及，符合"深在性囊性结肠炎"特点。综合以上病理改变，最终诊断为"孤立性直肠溃疡综合征合并深在性囊性结肠炎"。

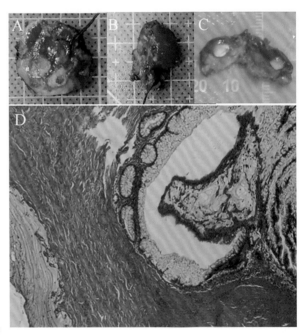

图 8-6　经肛门直肠病变切除术标本及病理：大体标本（图 A 和 B）示肿物大小分别为 2cm 和 1.8cm×1.3cm×1cm，呈白色糜烂样；切面（图 C）见囊泡，内含白色及棕黄色黏液；黏膜病理（图 D）示黏膜下层大小不等的黏液池，大部分无上皮细胞，少数见衬覆正常肠黏膜，局灶见炎症细胞浸润，黏液内有钙化（HE 染色，×200）

确定诊断

孤立性直肠溃疡综合征合并深在性囊性结肠炎。

随 访

术后半年，患者再次排鲜血便，1～2 次/日。复查肠镜（见图 8-7A）示：距肛门 5cm 处见一浅溃疡，大小约为 1.2cm，表面白苔，周围黏膜充血。予以美沙拉秦栓剂肛入，效果不理想。术后 1 年，患者排便次数增至 3～4 次/日，偶有鲜血便，伴肛周疼痛。复查肠镜（见图 8-7B）示：直肠距肛门 8cm 处见相邻两处溃疡（见图 8-7C），直径分别为 0.6cm 和 1.2cm，表面少量白苔，周围黏膜充血；直肠距肛门 5cm 处见一溃疡，大小约为 1.5cm，表面白苔，周围黏膜充血水肿。病理：轻度缺血性改变。

影像科意见

直肠增强 MR（见图 8-7D）所见直肠肠壁增厚，局部层次显示不清，DWI 呈高信号；黏膜下见小囊状 T_2 高信号影，约 5mm，增强扫描仍可见明显强化；周围多发迂曲血管影。影像学表现与术前相似，考虑为疾病复发。

内镜科意见

超声肠镜检查（见图 8-7E）显示距肛门 8cm 处见溃疡面呈高回声改变，表面直径约为 10mm；黏膜层略增厚，厚约为 2mm；黏膜深层可见一处囊性结构，直径约为 3mm。将探头置于距肛门 5cm 处扫查（见图 8-7F），可见局部管壁纠集，瘢痕形成，瘢痕处正常超声结构消失，代之以低回声结构；瘢痕边缘黏膜深层增厚，可见一处 14mm×3mm 囊性结构；黏膜下层、固有肌层结构尚完整。患者两处病变距肛门口较近，且黏膜深层囊性病灶较小，内镜下黏膜剥离困难，故不建议内镜治疗。

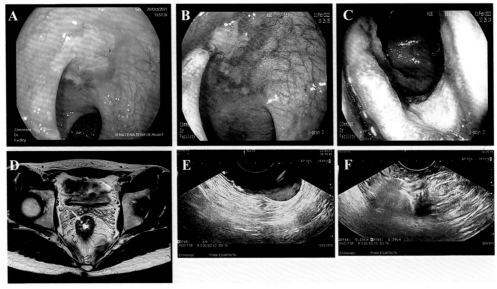

图 8-7　术后影像学检查：2021 年 10 月 20 日肠镜视野下（图 A），距肛门 5cm 处见一浅溃疡，大小约为 1.2cm，表面白苔，周围黏膜充血；图 B 超声肠镜示直肠距肛门 8cm 处见相邻两处溃疡，大小 0.6cm～1.2cm，表面少量白苔，周围黏膜充血；图 C 肠镜示直肠距肛门 5cm 处见一溃疡，大小约 1.5cm，表面白苔，周围黏膜充血水肿；术后 1 年复查直肠 MR（图 D）示直肠肠壁增厚，局部层次显示不清，DWI 呈高信号，黏膜下见小囊状 T_2 高信号影，约 5mm，增强扫描仍可见明显强化；图 E 超声肠镜示溃疡面呈高回声改变，表面直径约为 10mm，黏膜层略增厚，厚约 2mm，黏膜深层可见一处囊性结构，直径约 3mm；图 F 超声肠镜示局部管壁纠集，瘢痕形成，瘢痕处正常超声结构消失，代之以低回声结构，瘢痕边缘黏膜深层增厚，可见一处 14mm×3mm 囊性结构

外科意见

　　该患者术后半年即出现疾病复发，超声肠镜见两处囊性病灶。如再次行病灶切除，仍不能避免术后疾病复发可能。此外，该患者直肠病变距肛门较近，如行直肠部分切除，术后可能需要永久造口。考虑患者年轻，永久造口对其生活质量影响较大，故暂不建议手术治疗。

后续随访

　　建议患者多进食高膳食纤维食物，养成良好的排便习惯，避免用力排便，并进行生物反馈治疗。患者症状控制尚可。

总 结

　　孤立性直肠溃疡综合征（solitary rectal ulcer syndrome，SRUS）是一种少见的慢性非特异性肛肠疾病，好发于青壮年，临床表现为血便、黏液便、肛门坠胀、疼痛和排便困难。SRUS病因和发病机制尚不清楚。据报道，85%～90%的SRUS患者可伴有直肠黏膜脱垂，直肠内压力升高可导致静脉充血和溃疡形成。此外，其他因素，如缺血、外伤、肠道炎症、血管异常、细菌或病毒感染等，亦可致病。SRUS的诊断依靠临床症状、内镜和组织学检查。SRUS内镜下主要表现为黏膜充血和溃疡，多位于距肛缘7～10cm的直肠前壁。溃疡可为单发或多发，大小不等，多数溃疡较表浅，边界清楚，周围黏膜呈轻度炎症反应。组织学检查是本病诊断和鉴别诊断的关键。组织学特征包括黏膜固有层纤维闭塞、黏膜肌层增厚、隐窝结构改变等。黏膜固有层被平滑肌和胶原取代，导致黏膜肌层肥大和结构破坏，被称为纤维肌性闭塞，是SRUS的特征性病理改变。

　　深在性囊性结肠炎（colitis cystica profunda，CCP）是一种罕见的结直肠良性病变，其特征是存在深达黏膜肌层及黏膜下层的黏液性囊肿。CCP分为弥漫型和局限型，其中弥漫型多继发于肠道炎症（如溃疡性结肠炎、克罗恩病、放射性肠炎等），局限型更为多见，其临床症状与SRUS相似。以往文献报道约10%的SRUS患者内镜下黏膜活检可见黏膜下囊肿。此外，54%的CCP可同时伴有直肠黏膜脱垂，因此有学者认为SRUS、CCP和直肠黏膜脱垂可能是同一疾病的不同名称。与SRUS相比，CCP在内镜、影像学和组织学均有特征性改变。局限型CCP内镜下多表现为息肉样或菜花状肿块，少数可出现黏膜水肿、红斑和溃疡。超声内镜可见黏膜下层数个低回声或无回声囊性病变，不侵犯固有肌层。直肠磁共振见黏膜下均质小结节，T_2值信号增强，提示囊内为黏蛋白性质，有助于本病的诊断。CCP的组织学特征主要是存在于肠壁黏膜下层的数量不等的腺体和囊肿，腺体结构正常，囊肿大小不一，内衬单层扁平或柱状上皮，囊内充满黏液，部分囊壁被覆上皮可消失，形成黏液池。CCP患者肠道囊壁上皮无不典型增生，且病变范围很少超出黏膜下层，可与肿瘤相鉴别。

　　SRUS尚无明确的治疗方案。治疗方法的选择主要取决于临床症状的严重程度，以及是否存在直肠黏膜脱垂。对于无症状患者，可仅改善生活习惯，如高纤维饮食和使用容积性泻药，避免排便费力，并进行排便训练，缩短排便时间，而无须药物或手术治疗。如症状仍不能改善，可尝试药物治疗，但目前无治疗 SRUS 的特效药物，针对炎症性肠病的局部治疗药物（如美沙拉秦、柳氮磺吡啶、糖皮质激素等）效果均不理想。有研究报道，硫糖铝局部治疗的总缓解率为 82%，但长期治疗效果不明显。对于盆底功能有障碍者，可进行生物反馈治疗。如保守治疗、生物反馈治疗效果不佳且症状顽固或恶化，可以选择手术治疗。手术方式很多，如直肠黏膜局部切除术、Delorme 术、经腹直肠固定术等，但尚无最佳的手术方式，且文献报道手术效果不尽相同，术后复发率在40%～50%。与 SRUS 不同，单纯的局限型 CCP 除保守治疗外，还可选择内镜黏膜下剥离术或经肛门切除病变。CCP 为良性病变，手术切除后很少复发。

　　SRUS 和 CCP 在临床少见，需与恶性肿瘤相鉴别。本例患者起病表现为孤立的直肠溃疡，外院病理曾怀疑癌变，虽然多次复查肠黏膜病理均未提示恶性，但影像学表现仍不能除外直肠癌，最终通过手术切除病灶，明确诊断。另外，该患者的术后病理既有黏膜缺血改变，也有黏膜下黏液池形成，兼具 SRUS 和 CCP 的病理特征。文献报道 CCP 可以继发于肠道炎症，且术后鲜有复发，而本例患者术后半年出现疾病复发，因此考虑该患者的 CCP 是继发于 SRUS 的一种病理改变。目前，针对 SRUS 尚无有效的治疗药物，因此该患者可能仍需要再次手术。

参考文献

[1] Ford MJ, Anderson JR, Gilmour HM, et al. Clinical spectrum of "solitary ulcer" of the rectum[J]. Gastroenterology, 1983, 84(6): 1533-1540.

[2] Wayte DM, Helwig EB. Small-bowel ulceration-iatrogenic or multifactorial orgin[J]. Am J Clin Pathol, 1968, 49(1): 26-40.

[3] Valenzuela M, Martín-Ruiz JL, Alvarez-Cienfuegos E, et al. Colitis cystica profunda: imaging diagnosis and conservative treatment: report of two cases[J]. Dis Colon Rectum, 1996, 39(5): 587-590.

[4] Martin JK Jr, Culp CE, Weiland LH. Colitis cystica profunda[J]. Dis Colon Rectum, 1980, 23(7): 488-491.

中国医科大学附属盛京医院

李 卉 田 丰

Case 9

狼疮肠炎病例多学科讨论

患者，女性，26岁，主因"腹胀、恶心8月余，加重伴下肢水肿5天"入院。

入院前8月余，患者无明显诱因下出现腹胀，伴恶心、呕吐，呕吐物为胃内容物。在外院行腹部超声检查示腹腔积液，行腹部CT检查示近段空肠至结肠、直肠多发节段性肠壁增厚，不除外炎症性肠病，右侧肾盂、肾盏积水（资料不详）。经抗感染、抑酸、止吐等对症治疗后好转。此后，患者症状曾反复发作。

入院前5天，患者腹胀、恶心症状再发，伴有双下肢水肿，于我院急诊就诊。查尿常规蛋白（4+），血白蛋白31g/L；予止吐、抗感染治疗后未见明显好转而入院。

▶ 入院检查

• 体格检查：腹部略膨隆，全腹轻压痛、无反跳痛，无移动性浊音，肠鸣音弱（1～2次/分钟）。

• 实验室检查：外周血WBC、RBC、Hb以及PLT正常。尿常规蛋白（+++），尿蛋白定量3820mg/24h。

• 免疫指标：抗核抗体阳性（1∶160），抗SSA、抗SSB抗体（+），抗Ro52抗体（+），抗dsDNA（-），抗磷脂抗体（-）。补体C3、C4降低。

• 肠镜（见图9-1）：直肠及部分乙状结肠黏膜尚光滑，血管网欠清晰。

• CT（见图9-2）：胸部CT可见右侧少量胸腔积液；腹部增强CT示胃窦壁增厚，近段空肠至结直肠多发节段性肠壁增厚，左上腹及盆腔小肠为著，肠壁显著增厚、水肿，呈靶征，黏膜面明显强化。

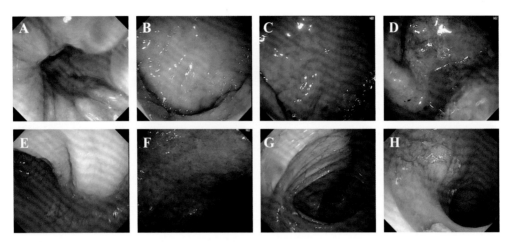

图 9-1　肠镜：直肠及部分乙状结肠黏膜尚光滑，血管网欠清晰

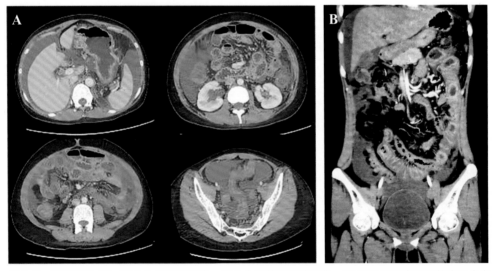

图 9-2　腹部增强 CT：图 A 为横断位图像，图 B 为冠状位重建图像。CT 显示近段空肠至结直肠多发节段性肠壁增厚，以左上腹及盆腔小肠为著，肠壁显著增厚、水肿，呈"靶征"，伴有腹腔积液和轻度肾积水

　　·**肾穿刺活检病理**（见图 9-3）示：光镜检查示肾穿刺组织可见 16 个肾小球，系膜细胞及基质轻度局灶节段性增生，毛细血管基底膜弥漫增厚，钉突及少量链环结构形成，上皮下、基底膜内嗜复红蛋白沉积，肾小管上皮细胞空泡颗粒变性，小灶状萎缩，小灶状刷状缘脱落、细胞扁平、管腔扩张。肾间质小灶状淋巴、单核细胞及少量浆细胞浸润伴有纤维化。

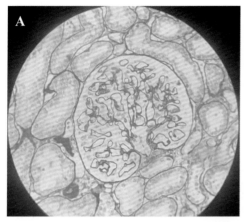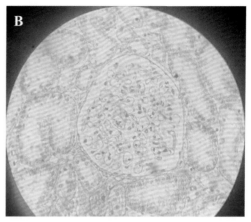

图 9-3　肾穿刺活检病理：系膜细胞及基质轻度局灶节段性增生，毛细血管基底膜弥漫增厚，钉突及少量链环结构形成，上皮下、基底膜内嗜复红蛋白沉积（图 A: PASM，×100；图 B: Massan，×100）

肾脏病理免疫荧光：可见 3 个肾小球，IgA（＋＋）、IgG（＋＋＋＋）、IgM（＋）、C3（＋＋）、C1q（＋）沿肾小球毛细血管袢及局灶节段系膜区颗粒状沉积，C4、FRA、Alb 为阴性。κ链：沉积方式同 IgG，其余未见特异性沉积；λ链：沉积方式同 IgG，其余未见特异性沉积。PLA2R（－），IgG 亚型：IgG_1（＋＋），IgG_2（－），IgG_3（＋＋），IgG_4（＋＋），沿肾小球毛细血管袢颗粒状沉积。HbsAg（－），Hb eAg（－）。

病理诊断符合膜性肾病 Ⅱ～Ⅲ期，请临床进一步检查及随访除外继发性原因，建议电镜进一步检查。

• 肠镜病理（见图 9-4）示：黏膜散在淋巴细胞、浆细胞浸润，局灶淋巴组织增生。

综合以上临床症状及相关检查结果，确诊为系统性红斑狼疮、狼疮肾炎、狼疮肠炎。在禁食、补液及对症治疗的基础上，予以甲泼尼龙 500mg/d 静脉滴注联合丙种球蛋白 20g/d 治疗 5 天后，患者症状明显好转，逐渐递减甲泼尼龙。治疗后 1 个月，腹部增强 CT 复查示：肠管管壁增厚水肿较前明显改善，双侧输尿管及肾盂扩张较前缓解。甲泼尼龙由静脉滴注过渡至口服后逐步梯度减量，患者症状完全缓解后出院。患者出院后无新发不适，后定期随诊于风湿免疫科门诊，予加用他克莫司治疗。

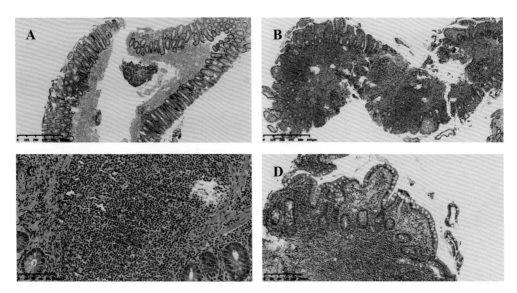

图 9-4 结肠镜黏膜病理。图 A: 结肠进镜 20cm 见黏膜炎症轻微，黏膜下层小灶淋巴组织增生（HE 染色，×40）；图 B、C: 回肠末段黏膜内淋巴组织显著增生，小肠绒毛不甚规则（图 B: HE 染色，×40；图 C: HE 染色，×100）；图 D: 回肠末段黏膜活检显示部分小肠绒毛变宽、变短伴淋巴滤泡形成（HE 染色，×100）

影像科意见

系统性红斑狼疮胃肠炎的主要发病机制为胃肠道血管炎及小血管内血栓形成，造成血流障碍，引起肠缺血。该病 CT 血管造影常无血管栓塞及血栓形成等表现，而肠道表现为明显缺血、水肿，最具特征的表现即"靶征"。胃肠道表现为广泛受累，例如本例患者表现为胃壁、小肠和结肠同时受累，空肠肠壁严重且广泛增厚，小肠广泛扩张，肠系膜血管充血、肠系膜血管影增多，并多伴有腹水和泌尿系受累。

风湿免疫科意见

系统性红斑狼疮是一种以全身多系统多脏器受累为特征的系统性自身免疫病，疾病过程可呈现反复发作与缓解。随着诊治水平的不断提高，系统性红斑狼疮患者的预期寿命和生活质量大幅度提高。

狼疮肾炎是系统性红斑狼疮最常见的器官损害。然而，消化系统受累并不少见。系统性红斑狼疮的消化道受累表现可能因症状不典型而易被忽略，进而导致漏诊，少数患者也可能以消化系统受累为首发症状。系统性红斑狼疮的消化系统病变可以累及全消化道，以及肝脏、胰腺等器官。常见症状有恶心呕吐、吞咽困难、腹痛、腹泻等。腹痛患者应注意肠梗阻、胰腺炎、肝炎、胆囊炎等。肠系膜血管炎等可以表现为急性腹痛、腹泻，严重者可出现肠穿孔、小肠坏疽等，大多发生在空肠或回肠；慢性表现可以有肠管狭窄、假性肠梗阻等。

　　系统性红斑狼疮患者表现为小肠炎症或血管炎均可视为狼疮肠炎，其最常见的表现为腹痛，其他症状包括腹水、恶心、呕吐以及腹泻等。狼疮肠炎的发生率在5%以下，但死亡率较高，出现腹痛者的死亡率可达11%。较少见系统性红斑狼疮累及结直肠的病例。曾有合并溃疡性结肠炎或克罗恩病的系统性红斑狼疮病例报道，其中空肠、回肠受累较结直肠受累更为多见。因此，对于初诊的系统性红斑狼疮患者应注意询问是否存在食欲减退、腹痛、呕吐、腹泻等症状，同时需注意排除药物不良反应，以及病毒、细菌感染所造成的相关表现。在外科首诊的系统性红斑狼疮肠系膜血管炎患者中，表现为急腹症的并不少见，应提高警惕，同时需注意合并抗磷脂综合征以及溃疡性结肠炎的可能。

　　本例患者首发症状为腹胀、恶心、呕吐，随后出现下肢水肿。腹部CT提示近段空肠至结直肠多发节段性肠壁增厚，小肠MRI提示小肠多发节段性肠壁增厚，不除外克罗恩病。但肠镜检查未见克罗恩病特征性病变，且伴有尿蛋白升高、血清白蛋白减低，结合化验和检查结果提示符合系统性红斑狼疮、狼疮肾炎及狼疮肠炎。

　　系统性红斑狼疮消化道损害多具有肠系膜血管炎，同意激素冲击结合细胞毒类药物治疗方案。如症状控制不佳，也可考虑采取血浆置换等方法迅速缓解全身免疫炎症反应。

肾脏科和肾脏病理意见

　　患者存在大量蛋白尿、低蛋白血症等典型肾病综合征表现，病理回报考虑膜性肾病Ⅱ～Ⅲ期。临床及肾脏病理也可排除乙肝相关性、药物性膜性肾病，无肿瘤相关膜性肾病线索，而血清核抗体阳性（1∶160），抗SSA、抗SSB抗体阳性，抗Ro52抗体阳性，存在消化道损害，激素治疗后全身情况显著改善，综合考虑为免疫相关性继发性膜性肾病，系统性红斑狼疮肾损害可能性大。其年龄、性别不符合特发膜性肾病特点，且血清抗PLA2R抗体和肾脏病理PLA2R均为阴性，故不支持特发性膜性肾病诊断。

肾穿刺对患者的诊断及预后具有指导意义。狼疮肾炎典型的免疫病理表现为IgG、IgA、IgM、C3、C4、C1q和纤维蛋白均可高强度地沉积于系膜区和毛细血管壁，称"满堂亮"（full-house）现象，其中IgG的分子亚型为IgG_1和IgG_3。但该患者的免疫病理表现并不典型。当然，具有典型"满堂亮"表现的患者在狼疮肾炎中占70%。目前，肾脏病理诊断仍然应用2003年国际肾脏病学会/肾脏病理学会组织病理学分类，狼疮肾炎的诊断构建于系统性红斑狼疮的诊断标准而非分类标准，所以肾穿病理报告给出的是膜性肾病诊断，而非膜性狼疮肾炎（即V型狼疮）。

2019年，系统性红斑狼疮EULAR/ACR分类标准纳入的临床表现不多，例如患者以反复的血管血栓形成、肠系膜血管炎或不明原因的肝损伤为系统性红斑狼疮首发表现，而像本例患者仅存在抗核抗体（ANA）或dsDNA就给诊断带来极大的困难。因此，需要有更新的、涵盖更多临床表现的诊断标准。

2021年，Adamichou等用机器学习模式开发的新算法——SLERPI纳入14个不同权重的特征，包括血小板减少、溶血性贫血、颊部丘疹、蛋白尿、低C3和C4、抗核抗体和免疫障碍等系统性红斑狼疮预测因子。蛋白尿作为系统性红斑狼疮风险因子，权重为4.5分（大于7分可以诊断），该患者据此标准可以被诊断为系统性红斑狼疮。

病理科意见

该病例肠镜于回肠末段活检，显示黏膜慢性炎症，间质淋巴组织明显增生伴淋巴滤泡形成，局灶增生性淋巴组织（见图9-4B、C）导致小肠绒毛轻度变宽、变短（见图9-4D），腺体稀少，未见上皮中杯状细胞减少及凋亡细胞增多。免疫组化染色：CD20、CD3、CD21、CD23、Bcl-2和Ki-67显示正常淋巴滤泡免疫结构存在，Bcl-6和CD10阴性，CyclinD1和SOX-11未见异常表达。上述提示淋巴组织系反应性增生（以初级淋巴滤泡增生为著）。

另于结肠进镜20cm处活检，显示黏膜隐窝结构规则，固有层内散在少许淋巴细胞和浆细胞浸润，小灶淋巴组织增生（见图9-4A），无特征性形态学变化。

自身免疫性肠炎最重要的组织形态特征是杯状细胞减少或缺失，同时伴随隐窝凋亡增加。本例病例虽未见这些典型改变，但是淋巴组织的显著增生仍可提示具有免疫相关性疾病的可能，故需紧密联系临床其他信息明确诊断。

总　结

风湿性疾病可伴发肠黏膜损伤，而以肠道为首发症状的风湿性疾病更应引起消化科医生的重视。狼疮肠炎是系统性红斑狼疮的少见表现，其诊断主要根据患者症状、腹部CT检查结果；但部分以狼疮肠炎为首发表现者常缺乏发热、骨骼肌肉及皮肤病变等表现。肠镜检查能够取得黏膜活检组织病理，对诊断意义重大；但对于肠道病情较重的患者，乙状结肠镜检查相对更为安全，诸如肠道CT、MRE等非侵入性检查能提供更为全面的信息，有助于确立诊断。

狼疮肠炎是指系统性红斑狼疮患者出现的小肠血管炎，可通过影像学检查和活组织检查进行诊断。其组织学标本难以获取，诊断主要依靠患者症状和影像学检查结果，尤其是腹部增强CT。典型的狼疮肠炎患者增强CT时主要表现为肠道壁横断面呈"靶征"。肠壁增厚主要为对称性，为多节段受累。狼疮肠炎小肠受累多见，也可见结肠、直肠和胃受累。肠系膜的主要异常表现为肠系膜水肿，脂肪密度增高，肠系膜血管充血，肠系膜血管影增多，呈"梳状征"。其他异常改变包括腹腔积液，以及腹膜后淋巴结增多、增大等。该病例的CT检查所示符合典型狼疮肠炎的特点。

狼疮肠炎患者可合并有输尿管及肾积水等胃肠道外症状。该病例有典型的输尿管及肾积水征象，且肾穿病理提示狼疮肾炎。

糖皮质激素是治疗狼疮肠炎的主要方法，诊断后及时加用糖皮质激素对于患者症状的缓解以及预后有明显优势。该病例在加用糖皮质激素冲击治疗后，腹胀症状明显好转，影像学上也得到治疗反馈。

综上所述，对不明原因出现消化道症状的患者，尤其育龄期妇女，且伴有蛋白尿等，腹部CT检查符合上述典型狼疮肠炎腹部CT表现的，应及时行自身抗体检查，避免因误诊而延误治疗。

参考文献

[1] Adamichou C, Genitsaridi I, Nikolopoulos D, et al. Lupus or not? SLE risk probability index (SLERPI): a simple, clinician-friendly machine learning-based model to assist the diagnosis of systemic lupus erythematosus[J]. Ann Rheum Dis, 2021, 80 (6): 758-766.

[2] 中华医学会风湿病学分会，国家皮肤与免疫疾病临床医学研究中心，中国系统性红斑狼疮研究协作组；2020 中国系统性红斑狼疮诊疗指南 [J]. 中华内科杂志，2020，59 (3)：172-185.

[3] Li Z, Xu D, Wang Z, et al. Gastrointestinal system involvement in systemic lupus erythematosus[J]. Lupus, 2017, 26 (11): 1127-1138.

天津市胸科医院

郑　东

天津医科大学总医院

吕　星　李莉娜　宋文静

赵　新　曹晓沧

Case 10

结肠黏膜多发气囊肿病例多学科讨论

消化科病史汇报

患者，女性，51岁，食堂清洁员，因"体位改变时左侧腹痛10余年"就诊。

患者于10余年前在无明显诱因下出现左侧卧位时左侧腹痛，改变体位后可缓解，无腹胀、发热、腹泻、便血、皮疹、关节疼痛等不适，未行任何诊治。2个月前出现进食后上腹部疼痛，伴反酸、胃灼热，平时粪便干燥，2～3天排便1次。外院胃镜检查示：十二指肠球部溃疡，慢性萎缩性胃炎，贲门炎。结肠镜（见图10-1）检查示：左半横结肠、脾区、降结肠、乙状结肠（距肛门30cm处）有多发隆起性病变且发红，表面呈草莓样改变，内镜诊断为隆起性病变。病理检查示：降结肠黏膜慢性炎，固有层出血。为进一步明确诊断、治疗，以"结肠病变"入住西京医院消化内科。

患者6年前因"畸胎瘤"接受手术治疗（具体不详）。患者个人史、家族史无特殊。自述无毒物、药物和化学物质接触史。无吸烟、饮酒史。

入院查体，患者生命体征平稳，营养中等，BMI为21.2kg/m²。全身皮肤黏膜未见皮疹、皮下出血点。心肺未见异常。腹软，下腹正中可见一长约10cm的手术瘢痕，无压痛、反跳痛。血常规、尿常规、粪便常规、肝功能、肾功能、离子、血凝全套检查、肿瘤标志物、免疫球蛋白、ESR、CRP、自身抗体系列、HBV、HCV、梅毒特异性抗体、HIV-DNA、CD4和CD8淋巴细胞分类均大致正常。内毒素及1, 3-β-D葡聚糖阴性。尿三氯化铁检测阴性。病毒系列：弓形体抗体IgM阳性，抗EBV壳抗原抗体IgG阳性，抗EBV核抗原抗体阳性，其余指标正常。心电图、胸部X线片未见异常。

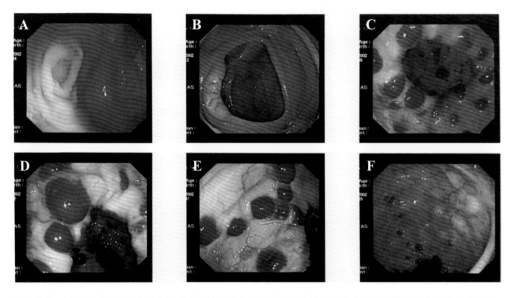

图10-1　结肠镜：阑尾窝（图A）、升结肠（图B）未见异常；横结肠（图C）可见多发隆起性病变且发红，表面呈草莓样改变；图D可见降结肠近脾曲处隆起样改变，表面发红，呈草莓样改变；图E可见降结肠多发隆起性病变且发红，表面呈草莓样改变；图F可见乙状结肠多发隆起性病变

消化科初步意见

▶ 入院时病情概述

该患者为中年女性，食堂清洁员工，因"体位改变时左侧腹痛10余年"入院，查体无特殊，外院结肠镜检查可见黏膜隆起性表现，表面呈草莓样，病理结果提示固有层出血，弓形体抗体IgM阳性，抗EBV壳抗原抗体IgG阳性，抗EBV核抗原抗体阳性，三大常规、肝肾功能、凝血功能、肿瘤标志物、免疫球蛋白、自身抗体、ESR、CRP、HBV、梅毒、HCV、HIV等相关检查结果均为阴性。

▶ 入院时诊断思路

该患者为中年女性，以慢性腹痛为主要表现，于外院行结肠镜检查发现黏膜隆起性病变，病理结果提示固有层出血，弓形体抗体IgM阳性，抗EBV壳抗原和核抗原阳性，需考虑结肠气囊肿的可能，弓形虫及EBV感染待排。

入院初步诊断

结肠隆起性病变：气囊肿？

弓形虫感染性结肠炎？

EBV 感染性结肠炎？

入院后处置及检查

患者入院后复查肠镜（见图 10-2），发现距肛门 26 ～ 41cm 降结肠和乙状结肠处有散在片状或丘状微隆起，表面尚光滑，透亮感或充血明显，活检钳触碰、取材质硬。内镜诊断：结肠病变，结合病理（气囊肿？紫癜？）。

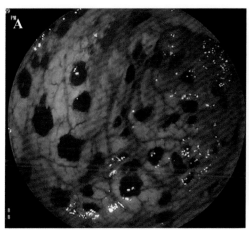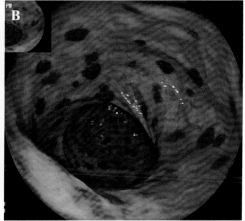

图 10-2　结肠镜：图 A 可见降结肠有散在片状或丘状微隆起，表面尚光滑，透亮感或充血明显；图 B 可见乙状结肠有散在片状微隆起

病理检查示：降结肠黏膜结构未见异常，固有层见广泛出血性改变。需确定是否是由特殊药物所致的改变。局部固有层可见均质红染成分，待特殊染色协助判断。进一步染色未见刚果红染色阳性，未见特殊染色阳性。EBV 编码的小 RNA（Epstein-Barr virus encoded RNAs，EBER）染色、CMV 染色均为阴性。

放射科意见

小肠双源 CT 检查（见图 10-3）显示：降结肠呈竖"Z"形折曲走行，降结肠中下段及乙状结肠肠壁不规则增厚（5～9mm），部分肠壁内可见多发气泡，气囊肿？直肠中下段肠壁明显肿胀增厚。肝胆胰脾未见异常。

　　放射科讨论认为患者的小肠双源CT检查明显可见降结肠呈"Z"形，降结肠中下段及乙状结肠肠壁不规则增厚，一方面提示炎症反应表现，另一方面结合患者6年前的"畸胎瘤"手术，肠道走形受到影响。尤其该患者肠管内可见多发气泡，这在影像学上是比较典型的气囊肿表现。对于引起气囊肿的病因，不除外术后结肠走行迂曲，粪便刺激肠壁所致。

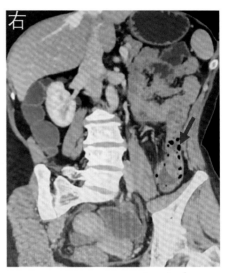

图10-3　小肠双源CT：降结肠中下段及乙状结肠肠壁不规则增厚，部分肠壁内可见多发气泡（箭头所示）

消化科随访

　　超声结肠镜检查（见图10-4）显示：距肛门约26～41cm处见散在片状或丘状微隆起，充血明显，病变口侧可见两处黏膜隆起，顶端可见充血；口侧隆起处病变黏膜下层增厚，可见气体回声，余未见异常；黏膜充血微隆起处黏膜层略增厚，回声略低，余管壁结构完整，层次清晰。内镜诊断：乙状结肠病变，局部气囊肿形成，扁平黏膜隆起，考虑炎症反应。

病理科意见

　　病理科认为，该患者为女性，无大量接触有毒有害物质史，结合2次结肠镜表现及活组织检查并未明确病变性质，仅提示炎症反应，可见黏膜固有层出血表现，但出血未在血管周围，不除外因镜下摩擦、损伤或炎症反应所致。进一步超声结肠镜下组织病理明显可见囊性结构及纤维化改变，符合气囊肿改变，气囊肿可为原发性或继发性改变。该患者病理活组织检查刚果红染色、EBER染色、巨细胞病毒染色均为阴性，未见特殊染色，故不提示相关疾病，超声结肠镜及镜下全黏膜层深挖活组织检查具有重要意义。

　　超声结肠镜下全层深挖活检：结肠黏膜结构未见异常，固有层灶性区域可见间质出血改变，黏膜下可见囊状结构及纤维化改变，符合气囊肿改变（见图10-5）。

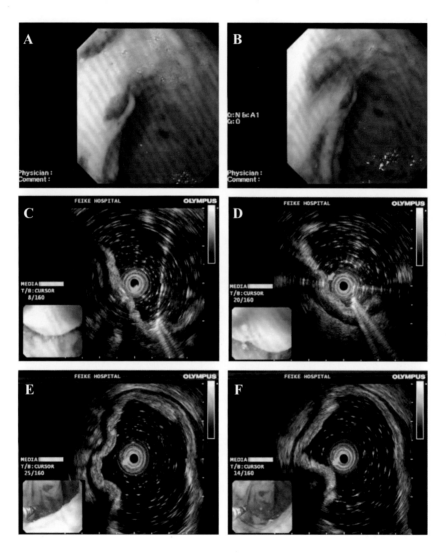

图10-4　超声结肠镜（乙状结肠）：图A可见散在片状或丘状微隆起；图B可见隆起，顶端充血；图C可见口侧隆起处病变黏膜下层增厚；图D可见黏膜充血微隆起处黏膜层略增厚；图E可见口侧隆起处病变黏膜下层增厚，可见气体回声；图F可见黏膜充血微隆起处黏膜层略增厚，回声略低，余管壁结构完整，层次清晰

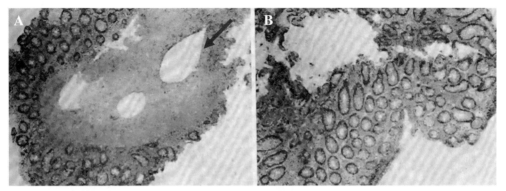

图 10-5　结肠黏膜病理（苏木精 - 伊红染色）：囊状结构及纤维化改变，见箭头所示（图 A：HE 染色，×40；图 B：HE 染色，×100）

多学科讨论及最终诊疗思维过程

　　该患者系中年女性，因"体位改变时左侧腹痛 10 余年"就诊，临床表现为体位变动时左侧腹痛，无腹胀、腹泻、黑便、发热、乏力等其他伴随症状。外院结肠镜检查显示，患者结肠病变不排除肠壁囊样积气（pneumatosis cystoides intestinalis，PCI）、卡波西肉瘤、卡纳达 - 克朗凯特综合征（Cronkhite-Canada's syndrome）等可能，还可能存在罕见细菌或寄生虫感染，故结肠镜复查尤为重要，可在镜下观察病变情况。患者需完善超声结肠镜、小肠 CT、超声结肠镜下全黏膜层深挖活组织病理检查。

　　患者长期从事学校后勤食堂保障清洗工作，不除外因接触洗涤剂等导致三氯化物蓄积而引起气囊肿病变，完善粪便常规、尿三氯化铁、自身抗体系列等检查。

　　外院结肠镜下表现不除外卡波西肉瘤，完善 HIV、CD4 和 CD8 淋巴细胞分类等检查，结果均为阴性，故暂时予以排除。外院结肠镜下表现也需排除卡纳达 - 克朗凯特综合征，但其又称息肉 - 色素沉着 - 脱发 - 爪甲营养不良综合征（polyposispig-mentation-alopecia-onycholrophia syndrome），临床上极为罕见，病因尚不清楚，临床主要特征有胃肠道多发息肉伴皮肤色素沉着、脱发、指（趾）甲萎缩等。该患者反复体格检查，追问病史，无脱发、指（趾）甲萎缩等临床表现，暂时予以排除。

　　患者多次结肠镜及小肠双源 CT 提示气囊肿改变，超声结肠镜及镜下深挖活组织检查，病理提示黏膜结构未见异常，固有层灶性区域可见间质出血改变，黏膜下可见囊状结构及纤维化改变，符合气囊肿改变所致；未见特殊染色，病原学检查阴性，结合病史和实验室检查，排除卡波西肉瘤、卡纳达-克朗凯特综合征、系统性硬化病等，诊断考虑肠壁囊样积气合并黏膜内出血改变。

气囊肿可分为特发性、继发性和接触性。特发性既往无基础疾病，尚无明确病因。继发性多见，可继发于：①消化管狭窄，如幽门狭窄、消化性溃疡、肠梗阻、假性肠梗阻等；②支气管哮喘等阻塞性肺病；③系统性硬化病等疾病；④脏器移植等有使用免疫抑制剂或糖皮质激素治疗史；⑤上、下消化道内镜检查后（不论有无活组织检查）；⑥其他包括长期血液透析、肿瘤化疗、钡灌肠检查、服用乳果糖等。特别是所接触的三氯乙烯（trichloroethylene）是一种有机溶剂，强清洗剂，主要用于机械金属部件、精密仪器的油污清洁。长期暴露于三氯乙烯环境中，人体会因过量吸入而导致气囊肿，三氯乙烯代谢后由肾脏排出，尿中可检测到三氯化物。已有研究发现，接触三氯乙烯引发气囊肿，多见于日本，其诱发机制尚不清楚。

本例患者平素粪便干燥，每 2 ～ 3 天排便 1 次，既往接受"畸胎瘤"手术，术后小肠CT检查可见降结肠长、走行迂曲，不除外因粪便通过时刺激肠壁所致。入院前结肠镜检查不除外内镜操作引起气体进入结肠黏膜下，引起结肠黏膜下气囊肿。此外，患者长期从事学校后勤食堂保障清洗工作，不除外接触洗涤剂等。入院后，尿三氯化铁检测阴性，细菌（通过血常规、ESR、CRP排除）、病毒（通过血液检查病毒系列和结肠镜下黏膜活组织检查CMV、EBV染色排除）、真菌（通过检测内毒素和 1,3-β-D 葡聚糖排除）未见特殊病原体感染，病理切片刚果红染色等也不提示特殊染色阳性。

综合考虑，患者气囊肿诊断成立，初始外院结肠镜下出血改变，考虑炎症反应等其他诱因导致气囊肿合并黏膜固有层出血。嘱患者脱离接触洗涤剂的工作，并给予谷氨酰胺保护黏膜和控制炎症反应，同时在结肠镜下行活组织检查，钳除气囊肿。患者复查结肠镜，气囊肿有所改善，腹痛减轻，不需要进一步手术治疗，予以出院随访。

患者因腹痛于外院行肠镜检查发现结肠黏膜隆起性表现，表面发红呈草莓样，病理结果提示固有层出血，入院后完善超声内镜检查及小肠双源CT检查，病变局部可见气体影，超声结肠镜及镜下深挖活检复查病理提示符合气囊肿改变所致。未见特殊染色，病原学检查阴性，结合病史和实验室检查，排除卡波西肉瘤、卡纳达-克朗凯特综合征、系统性硬化病等罕见病，诊断考虑气囊肿合并黏膜内出血改变。

后续随访

患者结肠镜和活组织检查提示黏膜固有层出血、黏膜炎症反应，故给予复方谷氨酰胺肠溶胶囊（0.4g/次，3次/日）。结肠镜、超声结肠镜、小肠CT检查提示肠壁囊样积气，故在结肠镜下采用活检钳钳除，行排气治疗。几次结肠镜检查比较，发现气囊肿较前有所减轻，故未进一步予以高压氧治疗。患者腹痛较前减轻，遂出院随访。多次电话随访患者症状无反复，无新发症状或合并症出现。

总　结

本例患者的诊疗难点在于此疾病罕见，诊断方法少，需要与多种疾病鉴别，且治疗手段不确切。治疗手段包括内镜下治疗、手术治疗、高压氧治疗等。该患者病情罕见，先后多次行结肠镜、超声结肠镜、肠道双源CT等相关检查，经过病理科、放射科等多学科讨论，考虑气囊肿合并黏膜固有层出血诊断明确。但外院初始结肠镜下表现，在气囊肿的基础上存在黏膜充血、出血改变，这对于该病的鉴别诊断有一定意义，患者入院后排除卡波西肉瘤、卡纳达-克朗凯特综合征和其他感染性疾病，特别在结肠镜下予以活检钳钳除和排气治疗后，复查结肠镜气囊肿有所改善。给予谷氨酰胺修复肠道黏膜、控制炎症反应治疗后，患者的黏膜充血、出血有所缓解，腹痛减轻。

气囊肿又称结肠气囊肿，是胃肠道黏膜下或浆膜下出现气性囊。气囊肿可累及从食管至直肠的全部或部分，但主要发生于小肠和结肠，亦可发生于肠系膜、大网膜、肝胃韧带和其他部位，病因不清，症状主要为便血和腹痛，较为罕见。对于继发性气囊肿，主要针对原发性疾病进行治疗，在原发性疾病治愈后，气囊肿会随之消失。手术切除囊肿预后好，复发率低。对气囊肿的预防尚无统一方法，约3%的患者会出现并发症，主要有肠扭转、肠梗阻、肠套叠、肠出血和肠穿孔等，在我国新疆、青海等地多见。其可发生于任何年龄，以30～60岁较多见，男女之比（3～4）：1。这种疑难及罕见病例需要消化科、病理科、放射科等多个科室相互协作，结合病史加以诊断。该患者在气囊肿基础上合并黏膜内出血，需行实验室检查排除感染、卡波西肉瘤、卡纳达-克朗凯特综合征等疑似诊断，进一步完善内镜、超声内镜、影像学、病理学检查，及时诊断，对症治疗并随访。

参考文献

[1] Lassandro F, Valente T, Rea G, et al. Imaging assessment and clinical significance of pneumatosis in adult patients[J]. Radiol Med, 2015, 120(1): 96-104.

[2] Haradome H, Toda Y, Koshinaga T, et al. A case of kaposiform hemangioendothelioma at the sigmoid colon[J]. Jpn J Radiol, 2015, 33(8): 494-498.

[3] Shibuya C. An autopsy case of Cronkhite-Canada's syndrome—generalized gastrointestinal polyposis, pigmentation, alopecia and onychotrophia[J]. Acta Pathol Jpn, 1972, 22(1): 171-183.

空军军医大学附属西京医院

苏 松 赵宏亮 陈 玲

李增山 梁 洁

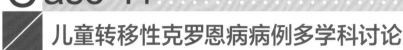

Case 11
儿童转移性克罗恩病病例多学科讨论

患儿，女性，12岁，因"外阴肿块、间断腹泻近2年"于2021年1月22日入院。

▶ **现病史**

2019年5月，患儿无明显诱因开始出现左侧外阴红肿，无疼痛，无皮肤破溃、发热，予以类固醇乳剂外用、局部理疗等治疗无效。2019年7月，患儿开始出现腹泻，大便2～4次/日，稀糊便，无黏液、脓血。2019年12月，患儿出现腹痛，位置不定，阵发性，不伴发热，腹泻未加重，当地疑诊"阑尾炎"，行"腹腔镜阑尾切除术"后腹痛缓解，外阴肿块、腹泻无好转，体重无明显变化，身高增长缓慢，每年增长3～4cm。当地医院查胃镜示慢性胃炎，十二指肠球部多发溃疡。结肠镜示回肠末段、回盲部可见3处纵行溃疡，升结肠、横结肠、降结肠多发片状糜烂，可疑肛瘘。外阴超声：皮下软组织增厚，回声增强，范围约5cm×0.7cm×2.8cm，其内未见明显血流信号。软组织穿刺病理：表皮未见明显异常，真皮内可见团块状上皮样细胞、淋巴细胞及多核细胞浸润，考虑肉芽肿性炎。诊断克罗恩病可能，先后予以肠内营养、美沙拉秦、泼尼松40mg/d、硫唑嘌呤（具体剂量不详）治疗；大便1～2次/日，糊状；外阴肿块无好转。为进一步诊治，于2021年1月22日入院。发病以来，患儿无皮疹、脱发，无关节痛，精神、食欲正常，体重增长2.5kg。既往：6岁前易患呼吸道感染。近3～4年身高增长缓慢，家族史无殊。

▶ **入院检查**

体格检查：体重32kg（第3～10百分位），身高142cm（＜第3百分位），无皮疹，浅表淋巴结未及肿大，心肺腹部查体无异常，四肢关节无异常。左侧大阴唇红肿，未见破溃；肛周可见皮赘，未见瘘口（见图 11-1）。

实验室检查：血常规、CRP、ESR、肝肾功能均正常，血免疫球蛋白IgG 19.17g/L。粪便常规＋潜血、便培养、真菌培养、难辨梭菌毒素测定（－）；血EBV抗体IgG / VCA（＋），余（－）；血T-SPOT.TB、CMV-IgM、CMV-PP65均（－）；抗核抗体谱ANA（＋）胞浆型 1∶80，余（－）；系统性血管炎相关自身抗体谱IF-ANCA（＋），P1∶20。

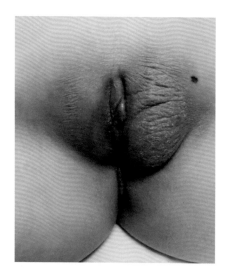

图 11-1　体格检查：左侧大阴唇红肿，未见破溃；肛周可见皮赘，未见瘘口

结肠镜检查示：回肠末段黏膜线状溃疡，周边黏膜稍充血，长度约 0.5cm。盲袋结构正常，阑尾开口清楚，回盲瓣呈唇形，可见片状溃疡。升结肠散在阿弗他溃疡；横结肠、降结肠、乙状结肠黏膜光整，血管纹理基本清楚，直肠散在糜烂（见图 11-2）。

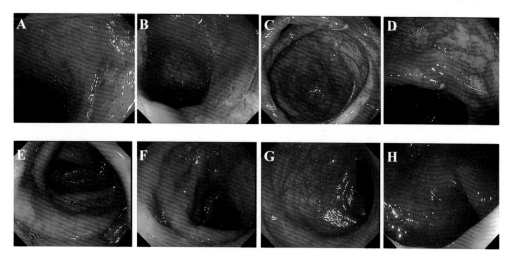

图 11-2　结肠镜检查。图 A、B：回肠末段黏膜线状溃疡，周边黏膜稍充血，长度约 0.5cm；图 C：盲袋结构正常，阑尾开口清楚，回盲瓣呈唇形，可见片状溃疡；图 D：升结肠散在阿弗他溃疡；图 E ～图 H：横结肠、降结肠、乙状结肠黏膜光整，血管纹理基本清楚，直肠散在糜烂

入院诊断

克罗恩病可能（A1L3＋L4B1p）；外阴肿块待查；身材矮小。

病理科意见

会诊外院外阴肿块活检病理：表皮未见明显异常，真皮内可见团块状上皮样细胞、淋巴细胞及多核细胞形成的肉芽肿性炎，与克罗恩病肉芽肿形态一致。肉芽肿性炎除克罗恩病外，还需考虑结核、结节病以及一些特殊感染。

结肠镜活检病理：显示回肠末段存在隐窝排列轻微疏密不等的慢性炎症表现，并可见肉芽肿。回盲瓣、升结肠、直肠病变均可见慢性活动性炎症，黏膜下层、固有层可见多个上皮样肉芽肿。CMV 免疫组化（－），EBER 原位杂交（－），抗酸染色、弱抗酸染色均（－）。结合结肠镜下多点多部位活检的病理表现，首先倾向于克罗恩病诊断。

影像科意见

超声科意见：外阴超声显示左侧阴唇皮肤及皮下低回声区，范围约为 3.8cm×2.5cm×0.8cm，向下延伸至阴道口。CDFI：内见丰富条状血流信号，未见与直肠相通。肠道超声显示回肠末段、回盲部肠壁增厚约 0.5～0.6cm，肠壁结构可见。升结肠、横结肠、降结肠肠壁轻度增厚 0.4～0.5cm，结构尚清。直肠下段距肛门 3～5cm 处肠壁增厚，回声减低，肠壁厚 0.8cm。层次尚清晰。肛管周边未见异常低回声。直肠肠周淋巴结肿大。

放射科：盆腔MRI显示第 6 组小肠及回肠末段肠壁略增厚，厚约 0.4cm，强化稍增高，回盲部形态正常；直肠约 9 点钟位置距肛门约 3cm 处长条形长 T_2 信号，直肠壁内脓肿形成；左侧大阴唇皮肤条片状等 T_1 稍长 T_2 信号，长约 4.8cm，最厚处约 1.5cm（见图 11-3）。

上述超声、MRI检查见肠道病变呈节段性分布，存在肛周病变。外阴软组织病变独立存在，与消化道并不连续。消化道影像学表现符合克罗恩病特点。

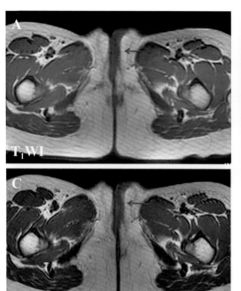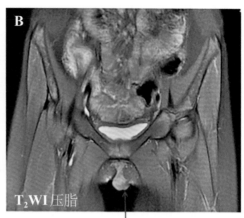

图 11-3　盆腔 MRI：左侧大阴唇皮肤条片状等 T_1 稍长 T_2 信号，长约 4.8cm，最厚处约 1.5cm

儿科和消化科意见

结合文献学习，本例女性患儿需考虑转移性克罗恩病，这是一类少见的克罗恩病肠外表现。其特点是多见于儿童患者，且以外阴受累为主，病理提示肉芽肿性炎，但不与消化道病变相连续，通常伴随针对克罗恩病的治疗而得到缓解。本例患儿现有病理和影像表现均支持上述诊断，患儿存在突出的肉芽肿性炎，激素和硫唑嘌呤治疗效果不理想，建议后续考虑抗 TNF 药物治疗。

最终诊断

克罗恩病（A1L3 ＋L4B1p）；转移性克罗恩病；身材矮小。

总　结

转移性克罗恩病（metastatic Crohn's disease，MCD）是原发性克罗恩病罕见的肠外皮肤表现，是一种肉芽肿性炎过程，发生在不接触胃肠道的部位。

1965 年，Parks 等首次描述。1970 年，Mountain 等再正式命名。其多见于儿童，男女比例、发病年龄相同（男孩 9.4 岁，女孩 9.9 岁），转移性克罗恩病可以发生在胃肠道症状出现之前、同时或之后，与胃肠道疾病的严重程度之间无相关性，临床表现多样，包括红斑和紫罗兰色斑块、结节、溃疡、结痂和侵蚀，最常见的表现是生殖器肿胀，76.2%（48/63）的病例涉及生殖器，女孩最常见的表现部位在阴唇（65%），男孩最常见的表现部位在阴茎或阴囊（78.6%）。组织病理类似于克罗恩病的无菌、非干酪样肉芽肿伴朗格汉斯细胞、上皮样组织细胞和浆细胞浸润，可出现小或中型血管炎。其他不常见的表现包括胶原变性、上覆表皮溃疡的嗜酸性粒细胞浸润、真皮水肿或肉芽肿性皮炎，显著特征是肉芽肿，难以与结节病鉴别；区分这两种组织学特征的证据有表皮溃疡、嗜酸性粒细胞浸润和明显的皮肤水肿等；对于感染性肉芽肿性疾病，如肺结核、分枝杆菌感染、深部真菌感染、放线菌病等，需行病原学检测。克罗恩病胃肠道手术治疗不一定能改善其皮肤表现。

参考文献

[1] Aberumand B, Howard J, Howard J. Metastatic Crohn's disease: an approach to an uncommon but important cutaneous disorder[J]. Biomed Res Int, 2017, 2017: 8192150.

[2] Schneider SL, Foster K, Patel D, et al. Cutaneous manifestations of metastatic Crohn's disease[J]. Pediatr Dermatol, 2018, 35(5): 566-574.

北京协和医院

张　玉　李正红　李　玥

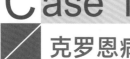

Case 12
克罗恩病合并纵隔精原细胞瘤病例多学科讨论

患者，男性，36岁，因"反复腹痛12年"就诊。

2011年，患者开始出现剑突下疼痛，腹泻10次/日以上，体形消瘦，体重下降8kg；肠道CT平扫加增强显示小肠多发肠壁增厚，以回盲部为甚，考虑炎症性病变；经肛小肠镜检查提示回肠节段性病变合并不完全梗阻；病理提示回盲部黏膜中度慢性炎症。诊断为克罗恩病（A2L1B1），当时使用激素诱导缓解，美沙拉秦维持。

2014年2月，患者腹痛、腹泻反复，肠镜发现结肠多发阿弗他溃疡。CTE提示多发节段性小肠壁增厚（以回肠末段为甚），肠系膜区及后腹膜多发增大淋巴结，考虑克罗恩肠病，诊断为克罗恩病（A2L3B1），使用激素诱导治疗加硫唑嘌呤（AZA）25mg维持。2014年9月，内镜（见图12-1）提示回肠末段和回盲部正常，升结肠至降结肠黏膜轻度充血，乙状结肠至肛门黏膜充血水肿明显，可见散在阿弗他溃疡，直肠处似见纵行疤痕。

2014年10月，患者使用硫唑嘌呤后出现中上腹疼痛，伴恶心、呕吐；腹部CT提示急性胰腺炎；上腹部MRI及MRCP检查提示急性胰腺炎（药物性可能性大）；予以禁饮、禁食、抑酸抑酶、抗炎及营养支持治疗；空肠营养管置入并予以肠内营养治疗。2015—2017年，患者使用氨甲蝶呤（MTX）20mg每周肌肉注射及肠内营养（患者因经济原因拒绝生物制剂），腹痛、腹泻症状反复，多次肠道CTE均显示多发节段性小肠壁增厚（以盆腔内远端回肠为甚），肠系膜区及后腹膜多发增大淋巴结，改善不明显。

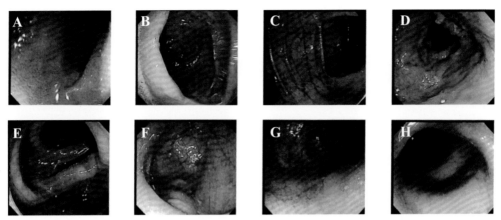

图 12-1 肠镜（2014 年 9 月）：回肠末段和回盲部正常，升结肠至降结肠黏膜轻度充血，乙状结肠至肛门黏膜充血水肿明显，可见散在阿弗他溃疡，直肠处似见纵行疤痕。图 A：回肠末段；图 B：回盲部；图 C：升结肠；图 D：横结肠；图 E：降结肠；图 F：乙状结肠；图 G：直肠；图 H：肛门

2017 年 8 月，患者肠镜检查（见图 12-2）显示回盲瓣肿胀僵硬，内镜反复无法进入，回盲瓣旁可见溃疡，表面覆盖白苔，黏膜脆，触之易出血，阑尾窝存在，结肠黏膜轻度充血，未见明显溃疡、新生物及狭窄。

2018 年 5 月，患者腹痛反复发作，外院 CTE 检查提示回盲部、中下腹部及盆部部分回肠炎性病变：克罗恩病可能；肠镜进镜至升结肠，回盲部黏膜增生，表面多发溃疡，肠腔狭窄，内镜不能通过，通过狭窄可见盲肠及阑尾窝，镜下诊断"结肠狭窄，克罗恩病"。患者接受全麻下腹腔镜探查加回盲部切除、

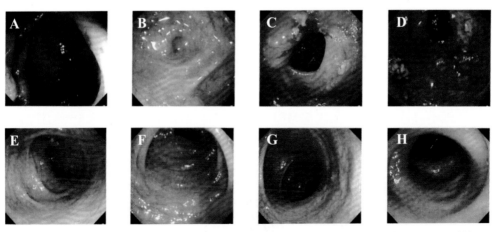

图 12-2 2017 年肠镜检查示回盲瓣狭窄。图 A：回盲瓣；图 B：阑尾孔；图 C：回盲部；图 D：升结肠；图 E：横结肠；图 F：降结肠；图 G：乙状结肠；图 H：直肠

复杂性肠粘连松解术（切除回盲部及其近端小肠约15cm），并行小肠-升结肠侧侧吻合术，手术病理结合临床符合克罗恩病诊断。

2018年5月，患者术后腹部CT增强检查（见图12-3）显示回盲部术后，吻合口增厚、毛糙，术区多发偏低密度灶，包裹性积液伴感染可能，小肠多发节段性增厚，盆腔远端回肠显著，考虑克罗恩病。当时暂缓注射用英夫利昔单抗，肠内营养治疗后复查。

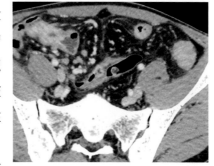

图12-3 患者回盲部切除术后腹部增强CT（2018年）：包裹性积液伴感染可能

2019年6月，患者于外院接受第1次英夫利昔单抗（0.3g）治疗。2019年6月14日，患者突发剧烈腹痛，伴恶心、呕吐，急诊腹部CT检查提示肠梗阻、肠穿孔可能，给予禁食、护胃、抗感染、肠外营养治疗后好转；于7月开放饮食并予以注射用甲泼尼龙琥珀酸钠40mg静脉滴注，激素减量至2.5mg/d后重启英夫利昔治疗。

2020年7月，患者于6次英夫利昔单抗治疗后行肠镜检查（见图12-4），结果显示克罗恩病回盲部切除术后，吻合口溃疡；MRE（见图12-5）提示克罗恩病术后，回肠多节段病变，肠壁炎症较前可见进展，炎症部分出现活动，部分回肠梗阻扩张。患者因经济原因暂不调整方案，继续在外院接受英夫利昔单抗治疗。

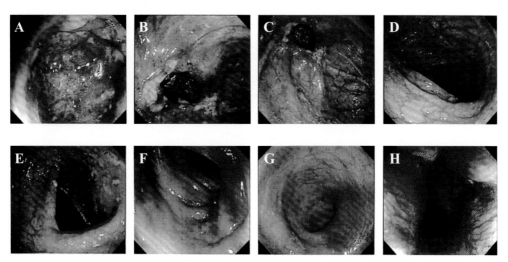

图12-4 患者回盲部切除术后肠镜（2020年7月）：吻合口溃疡。图A：回肠；图B、图C：吻合口；图D：横结肠；图E：降结肠；图F：乙状结肠；图G：直肠；图H：肛门

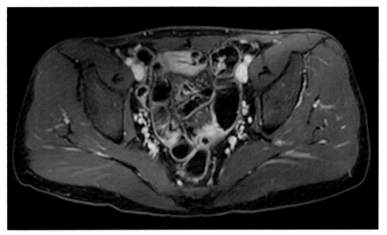

图 12-5　患者 6 次英夫利昔治疗后 MRE（2020 年 7 月）：疾病未缓解

影像科意见

2021 年 8 月，患者体检胸部 CT（见图 12-6）显示纵隔占位，左前纵隔旁肿块，浅分叶，边缘光整；左前纵隔旁肿块，大小为 34mm×53mm×78mm，CT 值 50HU；前中下纵隔内、心影左缘团块灶，左前胸膜区多发结节灶，需考虑肿瘤性病变可能，淋巴或胸腺来源可能，建议完善 PET-CT 检查。

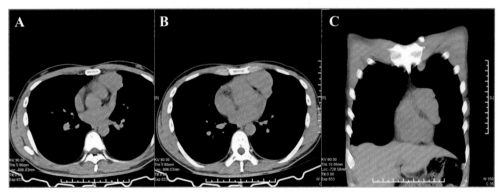

图 12-6　胸部 CT（2021 年 8 月）：左前纵隔旁肿块，大小为 34mm×53mm×78mm；前中下纵隔内、心影左缘团块灶，左前胸膜区多发结节灶

核医学科意见

患者PET-CT（见图12-7）提示前中下纵隔内、心影左缘可见大小为65mm×55mm×30mm的软组织状密度团块影，形态欠规则，FDG代谢增高，SUV_{max}=4.8；左前胸膜区见多发结节影，较大者直径约为18mm，FDG代谢增高，SUV_{max}=2.4～5.0，建议手术明确性质，考虑恶性可能大。

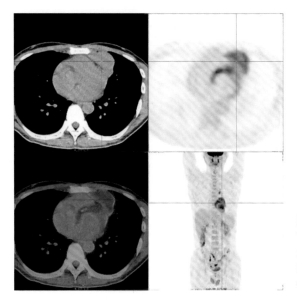

图12-7 PET-CT（2021年8月）：前中下纵隔内、心影左缘可见软组织状密度团块影，大小为65mm×55mm×30mm，FDG代谢增高；左前胸膜区见多发结节影，较大者直径约为18mm，FDG代谢增高

胸外科意见

患者PET-CT提示前中下纵隔内占位，建议手术。

后续随访

2021年，患者在全麻下接受胸腔镜纵隔病损切除、胸腺切除、胸膜粘连松解术治疗。病理样本为纵隔结节＋部分肺及胸壁结节，结果提示：淋巴组织中见肉芽肿性病变，并见成片异型大细胞；符合精原细胞瘤；另，肺组织中见肉芽肿性病变；免疫组化：CK（－），CK20（－），CK7（－），cdx2（－），SATB2（－），CD19（－），CD3（－），LCA（－），Ki-67（30%），S-100（－），PAX-5（－），

CD15（－），CD30（－），CD68（－），CD23（－），CD117（＋），SALL4（＋），VIM（－），PLAP（灶＋），OCT3/4（＋），AFP（－）。术后使用EP方案（依托泊苷＋顺铂）减量化疗。

总　结

纵隔精原细胞瘤常见于 20～40 岁男性，绝大部分发生于前上纵隔。临床表现主要为呼吸困难、咳嗽、胸痛、心动过速、高血压、上腔静脉压迫综合征等。常用辅助检查方法有胸部CT平扫增强、PET-CT、AFP（多为阴性）、β-hCG（约 1/3 患者升高）等。组织学病理通常为肿瘤细胞较大，细胞核大呈圆形，位于中央，核分裂象常见。形态一致的肿瘤细胞被纤细的纤维分割成片状、条索状或团巢状，伴淋巴细胞浸润，部分病例可伴肉芽肿性间质表现。免疫组化可以提示PLAP、CD117、OCT3/4 表达，治疗手段以放化疗、手术为主。

在对炎症性肠病患者使用生物制剂的过程中，应重视与肿瘤发生相关的不可调控的危险因素（性别、年龄、病程、疾病亚型、肠外表现、既往肿瘤病史），对特定患者群应加强筛查；积极控制与肿瘤发生相关的可调控危险因素（吸烟、维生素D缺乏、联合使用免疫抑制剂等），同时加强对生物制剂治疗前及治疗中不良反应的定期评估。

参考文献

[1] Lemaitre M, Kirchgesner J, Rudnichi A, et al. Association between use of thiopurines or tumor necrosis factor antagonists alone or in combination and risk of lymphoma in patients with inflammatory bowel disease[J]. JAMA, 2017, 318(17): 1679-1686.

[2] Dulai PS, Siegel CA. The risk of malignancy associated with the use of biological agents in patients with inflammatory bowel disease[J]. Gastroenterol Clin North Am, 2014, 43(3): 525-541.

上海交通大学医学院附属仁济医院

陆君涛　戴张晗　沈　骏

Case 13
硬化性胆管炎、结肠溃疡并 IgG₄ 升高病例多学科讨论

硬化性胆管炎、结肠溃疡并 IgG_4 升高病例多学科讨论

患者，女性，36 岁，因"腹泻 7 个月，加重伴便血 5 个月"入院。

▶ **现病史**

患者于 7 个月前出现腹泻，3 ~ 4 次/日，无便血，无腹痛。5 个月前，患者症状加重，排便 5 ~ 6 次/日，间断排暗红色血便，伴脐周绞痛，便后可缓解。于当地医院行结肠镜检查示"阑尾开口、回盲瓣、升结肠-乙状结肠黏膜见弥漫性充血、糜烂，浅溃疡形成，见较多白色黏液附着，血管纹理消失"，诊断"溃疡性结肠炎？"；行肝脏磁共振检查示"肝内外胆管节段性增厚伴狭窄，胆管炎？"。予以口服美沙拉秦 4g/d，效果不佳，来院就诊。

病来，患者略感乏力，无发热，无关节肿痛，无皮疹，无肛周病变，无光过敏，无反复口腔溃疡，进食量减少，睡眠可，小便正常，近 7 个月体重下降 12.5kg。既往体健。

▶ **入院检查**

查体：腹软，脐周轻压痛，无反跳痛及肌紧张。双下肢轻度水肿。

入院后完善相关检查。

血常规：WBC 6×10^9/L，Hb 60g/L，MCV 99fL，PLT 496×10^9/L。贫血检查（叶酸、维生素 B_{12}、铁蛋白、血清铁）均在正常范围。

肝功能：白蛋白 15g/L，ALT 41U/L，AST 99U/L，ALK 1013U/L，γ-GT 203U/L，TBil 39.5μmol/L，DBil 29.4μmol/L。

24 小时尿蛋白定量：0.25g/d。

肿瘤标记物：CA199 58U/mL，CA125 98U/mL。

感染指标：CRP 26g/L，ESR 29mm/h；EBV IgM（＋），IgG（＋），DNA（－）；CMV IgM（＋），IgG（＋），DNA（－）。便培养（－）。余艾滋病、梅毒、T-SPOT.TB、肝炎病毒等均为阴性。

免疫方面：IgG 40g/L，IgA 3.3g/L，IgM 3g/L，IgG 43.7g/L。类风湿因子：182U/mL。ANA 1 ：80，cANCA（＋），PR3（＋）。血清免疫固定电泳、抗核抗体系列、抗线粒体抗体、抗sp100抗体IgG、抗gp210抗体IgG、血清补体C3/C4、淋巴细胞亚群均正常。

骨髓象：增生活跃骨髓象，粒红比例减低。

肠镜（见图13-1）：进镜至回肠末段2cm，所见回肠黏膜光滑。全大肠黏膜充血、水肿，血管纹理不清，散在黏膜糜烂、溃疡及出血点，以升结肠、横结肠为重。病理：黏膜慢性炎症；EBER（－），CMV（－）。

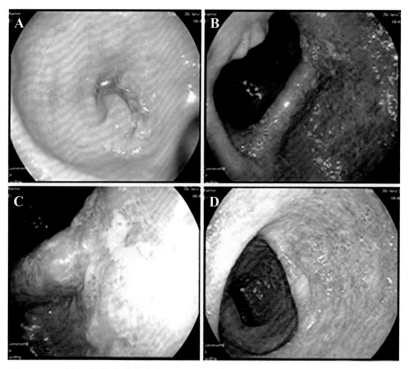

图13-1　肠镜：全大肠黏膜充血、水肿，血管纹理不清，散在黏膜糜烂、溃疡及出血点，以升结肠、横结肠为重

初步诊断

溃疡性结肠炎？胆管炎？

影像科意见

该患者影像学表现存在多种异常。首先，CTE（见图 13-2）和 MRCP（见图 13-3）检查均提示肝总管及肝内胆管管壁增厚，粗细不均，增强后明显强化，胆总管无扩张，管壁无增厚，胰腺未见异常。以上改变符合硬化性胆管炎的特点。其次，肝被膜下可见多处低密度病灶伴周围环形强化，倾向于肝脓肿（见图 13-3A）。另外，肠道 CT 示结肠壁增厚，病变呈连续性，以降结肠稍著，其远端肠壁较厚处约为 5mm；其他异常包括肝实质密度不均匀，多发斑片、融合片状不均匀低密度（见图 13-3B），考虑为不均匀脂肪肝；脾脏增大，脾静脉增粗（见图 13-3C）。

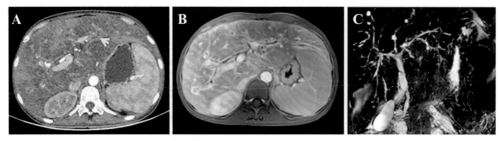

图 13-2　CTE。图 A：提示肝内胆管壁增厚（箭头所示）；图 B、C：肝脏增强 MR ＋ MRCP 见肝总管及肝内胆管管壁增厚，增强扫描明显强化，管腔不均匀略扩张

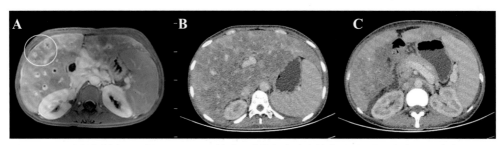

图 13-3　肝脏影像学表现。图 A：MR 示肝被膜下多处低密度病灶伴环形强化，倾向于肝脓肿；图 B：CT 显示静脉期见肝实质密度不均匀，多发斑片、融合片状不均匀低密度，考虑为不均匀脂肪肝；图 C：CT 示脾脏增大，脾静脉增粗

病理科意见

肝穿刺活检见肝小叶结构局灶可辨，部分不清，肝细胞大部分脂肪变性，以大泡为主，见纤维分隔，考虑为肝细胞重度脂肪变性、脂性肝炎。此外，大部分小汇管区未见叶间胆管，未见细胆管增生，可见大量浆细胞浸润，局灶见大片纤维增生，淋巴细胞、浆细胞、嗜酸性粒细胞浸润，并可见灶状中性粒细胞聚集。稍大汇管区见叶间胆管，上皮变性，周边环形纤维化不明显。以上病理改变提示存在肝叶间胆管损伤，伴慢性炎及纤维化，局灶微脓肿形成。进一步完善免疫组化（见图 13-4），结果显示：IgG$_4$（局灶 12 个 /HP），IgG$_4$/IgG（< 40%），CD34（少许＋），CK7（少许＋），CK19（大部分－），CD10（－）。综合以上病理表现，诊断首先考虑 IgG$_4$ 相关性硬化性胆管炎。

肠黏膜病理（见图 13-5）见隐窝改变明显，隐窝不规则、扭曲、萎缩，间质见较多浆细胞浸润，另可见淋巴细胞及少许嗜酸性粒细胞浸润，进一步完善肠黏膜 IgG$_4$ 免疫组化，结果示 IgG$_4$ 阳性浆细胞为（2 ～ 9）个 /HP，IgG$_4$/IgG < 40%。

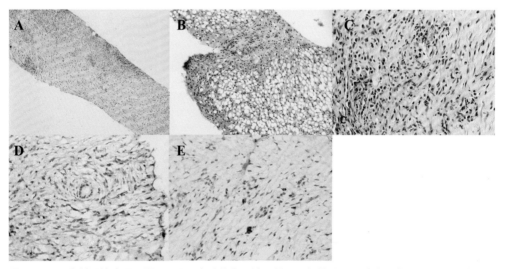

图 13-4　肝穿刺活检病理。图 A：示肝小叶结构局灶可辨，见纤维分隔，稍大汇管区见叶间胆管，上皮变性，周边环形纤维化不明显（HE 染色，×40）；图 B：肝细胞大部分脂肪变性，以大泡为主（HE 染色，×100）；图 C：大部分小汇管区未见叶间胆管，未见细胆管增生，见大量浆细胞浸润（HE 染色，×200）；图 D：免疫组化染色 IgG 阳性（×200）；图 E：免疫组化染色 IgG$_4$ 阳性（×200）

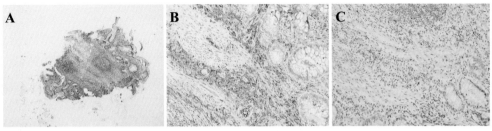

图 13-5　肠黏膜活检病理。图 A：隐窝不规则、扭曲、萎缩，间质见较多浆细胞浸润，隐窝间质见淋巴、浆细胞及少许嗜酸性粒细胞浸润；图 B：免疫组化 IgG 阳性；图 C：免疫组化 IgG$_4$ 阳性

风湿免疫科意见

本例患者表现为严重低蛋白血症，重度贫血，血 IgG 水平明显升高，cANCA 和 PR3 阳性，以上特点可见于 ANCA 相关性血管炎，但该患者无肺间质改变和肾脏改变，因此血管炎诊断依据尚不充分。患者尿蛋白定量水平较低，可进一步完善肾穿刺活检明确有无肾脏受累。患者血 IgG$_4$ 水平升高，肝活检病理考虑为 IgG$_4$ 相关性硬化性胆管炎，IgG$_4$ 相关性疾病常累及多个器官，建议进一步完善 PET-CT 明确全身脏器受累情况，如多个器官（如腮腺、颌下腺、胰腺等）存在 FDG 摄取异常，可诊断为 IgG$_4$ 相关性疾病。

治疗经过及后续随访

另取两条肝穿刺活检组织行细菌和真菌培养，结果均为阴性。患者无发热，血清病原学检查均为阴性，故肝被膜下病灶倾向于无菌性炎症。患者拒绝行 PET-CT 检查以及肾穿刺活检。予以口服泼尼松片（40mg/d）联合美沙拉秦（4g/d）。1 个月后复诊，患者排便 1 次/日，无便血，无腹痛。生化检查：Hb 77/L，白蛋白 30g/L，TBil 34μmol/L，γ-GT 680U/L，ALK 520U/L，IgG 19g/L，IgG$_4$ 1.9g/L。肝脏增强 MR ＋ MRCP（见图 13-6）示肝内外胆管粗细不均较前减轻，肝小脓肿减少、减小。

确定诊断

ANCA 相关性血管炎累及肠道？

IgG$_4$ 相关性硬化性胆管炎累及肠道？

原发性硬化性胆管炎合并溃疡性结肠炎？

无菌性肝脓肿。

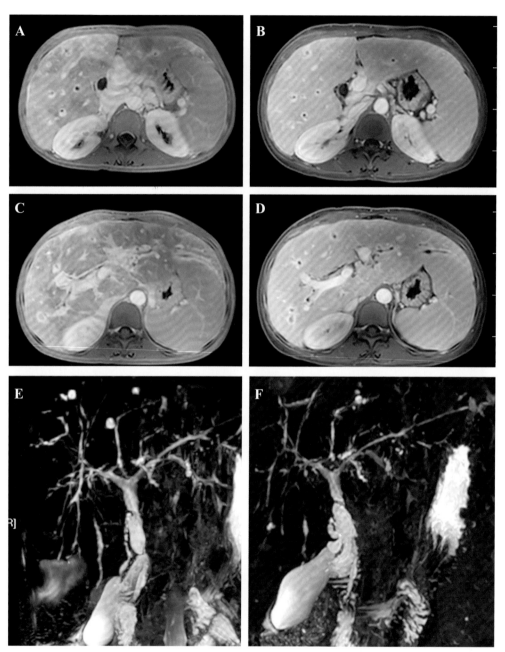

图 13-6　治疗前后肝脏病灶影像学变化。图 A（肝脏增强 MR）：激素治疗前肝被膜下多发小脓肿；图 B（肝脏增强 MR）：治疗后肝小脓肿较前减少、减小；图 C：激素治疗前肝内胆管壁增厚、扩张；图 D：治疗后胆管炎较前减轻；图 E（MRCP）：激素治疗前胆管不均匀扩张；图 F（MRCP）：激素治疗后胆管扩张较前缓解

总　结

本例患者主要表现为硬化性胆管炎，结肠溃疡和 IgG$_4$ 升高，需要与 ANCA 相关性血管炎累及肠道、IgG$_4$ 相关性硬化性胆管炎累及肠道和原发性硬化性胆管炎合并溃疡性结肠炎三种情况相鉴别。

抗中性粒细胞胞浆抗体相关性血管炎（antineutrophil cytoplasmic antibody-associated vasculitis，AAV）是以血液循环中 ANCA 阳性、小血管和中血管炎症和损害为特点的一组疾病，多见于老年男性，常累及呼吸道和肾脏。AAV 亦可累及肠道，临床表现为腹痛和贫血。

本例患者存在重度贫血和严重低蛋白血症，血 IgG 和 IgM 水平明显升高，多种自身抗体（cANCA 和 PR3）阳性，以上表现具有强烈的免疫"色彩"。经激素治疗后，临床症状和血生化指标均明显改善，疾病转归亦符合血管炎的特点。但该患者无 AAV 常见的其他器官受累表现（如肾脏和呼吸道受累），另外胆管改变亦不能用系统性血管炎解释，因此尚不能确诊为 AAV。

IgG$_4$ 相关性硬化性胆管炎（IgG$_4$-related sclerosing cholangitis，IgG$_4$-SC）主要表现为血清 IgG$_4$ 水平升高，组织学上可见淋巴细胞或浆细胞浸润，IgG$_4$ 阳性浆细胞浸润（IgG$_4$ 阳性浆细胞 > 10 个/HP），轮辐状纤维化以及闭塞性静脉炎。IgG$_4$ 相关性疾病极少累及消化道，个别文献报道可累及食管、胃、小肠和结肠。IgG$_4$ 相关性疾病结肠受累更为罕见，患者可有腹痛、便血、发热等症状。Chetty 等报道了两例盲肠和乙状结肠硬化结节性病变，组织学检查发现大量 IgG$_4$ 阳性浆细胞浸润，这两例患者均不伴有其他 IgG$_4$ 相关性疾病。Naghibi 等报道了一例 I 型自身免疫性胰腺炎合并全结肠炎患者，肠黏膜病理见 IgG$_4$ 阳性浆细胞为 20 ～ 30/HP，考虑为 IgG$_4$ 相关性结肠炎。本例患者血 IgG$_4$ 水平升高，有硬化性胆管炎的影像学改变，肝穿刺活检中可见 IgG$_4$ 阳性浆细胞浸润，经激素治疗后胆管病变明显改善，符合 IgG$_4$ 相关性硬化性胆管炎的特点。但此诊断仍有一些疑点。首先，虽然肝穿刺活检 IgG$_4$ 阳性浆细胞 > 10 个/HP，但 IgG$_4$/IgG 比值较低（< 40%），结合患者血 IgG 明显升高，血 IgG$_4$ 升高程度与总 IgG 水平不平行，提示存在除 IgG$_4$ 以外其他 IgG 亚类的升高，因此 IgG$_4$ 升高可能不具有诊断特异性。其次，与文献报道的病例相比，本例患者肠黏膜组织中 IgG$_4$ 阳性浆细胞数量很少，且 IgG$_4$/IgG < 40%，因此，用 IgG$_4$ 相关性疾病解释患者胆管和肠道改

变较为牵强。

原发性硬化性胆管炎（primary sclerosing cholangitis，PSC）是一种以多灶性胆管狭窄和进展期肝病为特征的少见疾病，70% ~ 80%的原发性硬化性胆管炎患者可以合并炎症性肠病，其中以原发性硬化性胆管炎-溃疡性结肠炎较为常见。本例患者同时存在硬化性胆管炎和结肠溃疡，结肠镜和黏膜病理改变均支持溃疡性结肠炎的诊断，且肠道病变以右半结肠为重，直肠炎症相对较轻，具有原发性硬化性胆管炎-溃疡性结肠炎的典型特征。但患者血IgG和IgM明显升高，伴有严重低蛋白血症和贫血，以上表现均无法用原发性硬化性胆管炎解释。此外，激素治疗有效，影像学可见胆管壁增厚明显改善，亦不符合原发性硬化性胆管炎的疾病转归，故原发性硬化性胆管炎-溃疡性结肠炎的诊断仍存在疑问。

综合以上分析结果，对于本例患者的三个主要问题——硬化性胆管炎、结肠溃疡和IgG$_4$升高，尚无法用一元论完全解释，但从患者对激素治疗的反应来看，优先考虑ANCA相关性血管炎累及肠道、IgG$_4$相关性硬化性胆管炎累及肠道，而临床上IgG$_4$相关性疾病受累肠道极为罕见，因此诊断上首先考虑为ANCA相关性血管炎累及肠道，但另外两种情况仍不能完全除外。此外，本例患者同时合并无菌性肝脓肿，无菌性肝脓肿可存在于多种自身免疫性/炎症性疾病中，需与转移癌、细菌性肝脓肿等相鉴别，临床上应予以重视。

参考文献

[1] Jennette JC, Falk RJ, Bacon PA, et al. 2012 revised International Chapel Hill Consensus Conference Nomenclature of Vasculitides[J]. Arthritis Rheum, 2013, 65(1): 1-11.

[2] Okazaki K, Uchida K, Koyabu M, et al. IgG$_4$ cholangiopathy: current concept, diagnosis, and pathogenesis[J]. J Hepatol, 2014, 61(3): 690-695.

[3] Abe A, Manabe T, Takizawa N, et al. IgG$_4$-related sclerosing mesenteritis causing bowel obstruction: a case report[J]. Surg Case Rep, 2016, 2(1): 120.

[4] Chetty R, Serra S, Gauchotte G, et al. Sclerosing nodular lesions of the gastrointestinal tract containing large numbers of IgG$_4$ plasma cells[J].

Pathology, 2011, 43(1): 31-35.

[5] Naghibi M, Ahmed A, al Badri AM, et al. The successful treatment of IgG$_4$-positive colitis with adalimumab in a patient with IgG$_4$-related sclerosing disease–a new subtype of aggressive colitis[J]? J Crohns Colitis, 2013, 7(3): e81-e84.

中国医科大学附属盛京医院

李　卉　田　丰

Case 14

以腹痛、脱发为主要表现的老年 Cronkhite-Canada 综合征病例多学科讨论

消化科病史汇报

患者，男性，75 岁，主因"上腹痛、腹泻 2 个月，食欲减退 1 个月"入院。

▶ 现病史

患者于 2 个月前无明显诱因下出现上腹痛，为间断性隐痛，进食后加重，疼痛不向其他部位放射，伴有腹泻，黄色稀便 2～3 次/日，量中等，无黏液脓血便，无反酸、恶心、呕吐，就诊于当地诊所给予口服"奥美拉唑肠溶胶囊、地衣芽孢杆菌"，上述症状无明显减轻。1 个月前，患者出现食欲减退，进食量明显减少，反酸并伴有明显毛发脱落，味觉逐渐减退，手掌及嘴唇皮肤色素沉着。于当地医院住院治疗期间行胃镜检查示慢性胃炎，肠镜示结肠炎症，胃及结肠病理示黏膜急慢性炎症。当地医院给予"雷贝拉唑、氨基酸"等药物治疗后症状无好转，随后出现右手指及左足踇趾疼痛，体重 2 个月内下降 10kg。为进一步诊治来我院。

▶ 既往史

40 年前外伤导致左手拇指末节缺损；个人史、家族史无特殊。

▶ 体格检查

T 36.3℃，P 87 次/分钟，R 18 次/分钟，BP 100/62mmHg。头发及眉毛稀疏，双侧手掌及嘴唇口周皮肤色素沉着（见图 14-1），全身淋巴结未触及肿大。颜面无水肿，口腔黏膜无溃疡。心肺查体无异常，腹平坦，未见胃肠型及蠕动波，未见腹壁静脉曲张，无压痛、反跳痛、肌紧张，肝、脾未及，墨菲征（一），移动性浊音（一），双下肢无水肿。四肢活动自如，左手拇指末节缺损，右手拇指及双足踇趾甲变黄增厚。

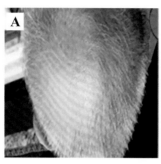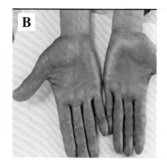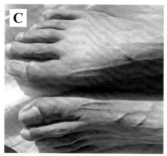

图 14-1　患者体格检查：脱发（图 A）、皮肤色素沉着（图 B）及踇趾甲变黄增厚（图 C）

▶ 实验室检查

血、尿、便常规、肾功能无异常；肝功能：白蛋白 31g/L；感染四项无异常；肿瘤标志物 CEA 7.45ng/mL，CA199 74U/mL；抗核抗体谱及自身抗体未见异常；甲状腺功能未见异常；凝血机制正常；D-二聚体 567μg/L；肾上腺皮质激素水平正常。

▶ 影像学检查

胸部 CT 未见异常。腹部增强 CT：肝血管瘤，双肾结石，胃窦及十二指肠壁增厚，小肠及结肠部分肠壁增厚。

▶ 内镜检查

胃镜检查（见图 14-2）示胃底、胃体、胃角、胃窦黏膜充血水肿，胃窦、胃体、胃角及十二指肠弥漫息肉样隆起；肠镜检查（见图 14-3）示结直肠可见弥漫性息肉样病变。肠黏膜病理检查见图 14-4。

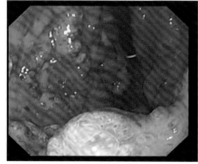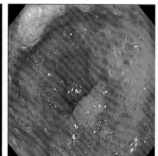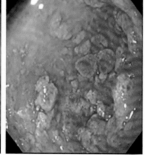

图 14-2　胃镜：胃及十二指肠多发息肉样病变。图 A：胃体；图 B：胃窦；图 C：十二指肠球部

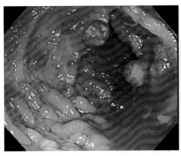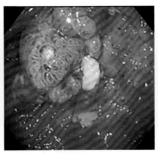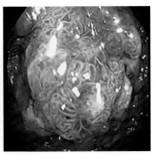

图 14-3　肠镜：结肠可见黏膜充血水肿，可见多发息肉样隆起，部分呈球形。图 A：结肠多发息肉；图 B：结肠球状息肉；图 C：电子染色

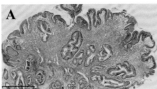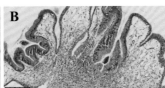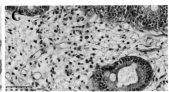

图 14-4　肠黏膜病理。图 A：腺体增生、扭曲，腺上皮黏液分泌亢进（HE 染色，×40）；图 B：腺体黏液分泌亢进，间质显著水肿（HE 染色，×100）；图 C：间质水肿，并见多量嗜酸性粒细胞浸润（HE 染色，×400）

消化科初步诊断

Cronkhite-Canada 综合征；肝血管瘤；双肾结石。

消化科意见

该患者老年起病，慢性病程，表现为胃肠道弥漫性息肉、指（趾）甲营养不良、脱发、皮肤色素沉着、腹泻、体重减轻和味觉障碍等，首先需要考虑 Cronkhite-Canada 综合征。Cronkhite-Canada 综合征为罕见病，诊断多结合临床表现、内镜表现及病理检查。患者存在多个系统的病变，病情复杂，腹痛和腹泻考虑与胃肠道的多发息肉样病变有关，明确胃肠道多发息肉疾病诊断至关重要，需要考虑到与以下疾病的鉴别诊断（见表 14-1）。

尽管现阶段临床数据多倾向于支持 Cronkhite-Canada 综合征为非家族遗传性疾病，但印度学者曾报道 1 对父子同患该病但未行基因检测，国内也曾报道 1 对母子同患该病的案例。基因检测发现该对母子都有 AP 基因 c.3921-3925delAAAAG（p.Ile1307fsX6）位点缺失突变，该位点在遗传性胃肠息肉病患者中有检出的相关文献报道。因此，虽国内外有少数家族成员发病的个案报道，但目前仍未发现足够证据证明该病有家族性倾向，同时也不能排除其后代患病的可能性。

表 14-1 胃肠道多发疾病鉴别诊断

疾病	好发年龄	遗传因素	好发部位	肠外表现	病理特点
Cronkhite-Canada 综合征	中老年	无	胃肠	指(趾)甲营养不良、脱发、皮肤色素沉着	腺瘤性错构瘤
Menetrier 病	各年龄	无	胃	低蛋白	胃黏膜肥厚
Peutz-Jeghers 综合征	青年	常染色体显性	胃肠	口唇黏膜、指(趾)末端黑斑	错构瘤
Cowden 综合征	青年	常染色体显性	消化道	皮肤、口腔乳腺错构瘤变，早发性乳腺癌、甲状腺癌	错构瘤
Turcot 综合征	青年	遗传病	消化道	中枢神经系统恶性肿瘤	腺瘤性
家族性腺瘤性息肉病	青年	常染色体显性	小肠、结肠	—	腺瘤性

病理科意见

本病例黏膜病理形态特点：黏膜息肉状生长，间质散在分布黏液分泌亢进的增生性腺体，腺体扭曲、不同程度扩张，腺上皮呈高柱状、富含黏液，细胞核位于基底、无异型；间质疏松、水肿，散在慢性炎症细胞浸润，其中可见多量嗜酸性粒细胞浸润。上述形态符合 Cronkhite-Canada 综合征消化道息肉病理特点。结合本例临床表现，诊断明确。

外科意见

Cronkhite-Canada 综合征是一种伴有胃肠道息肉和外胚层变化的、与蛋白质丢失有关的胃肠道疾病。目前还没有确定有效的治疗方法，通常主要采用内科治疗，并以激素治疗为主，虽然大部分患者应用激素后症状能在短期内得到缓解，但仍有发生肿瘤、肠梗阻、消化道出血等的风险，同时应注意激素治疗可能出现激素无效或者抵抗，长期应用激素同样有发生胃肠溃疡、骨质疏松、感染等的风险。如出现肿瘤、肠梗阻、大出血等情况，可根据其并发症进一步行外科手术治疗。

治疗与随访

本病例最终诊断为Cronknite-Canada综合征。在给予雷贝拉唑抑酸、纠正电解质紊乱、补充白蛋白、营养支持治疗的基础上，加用甲泼尼松龙 8mg/d 口服，并给予补钙治疗。1 周后，患者食欲好转，无腹痛、腹胀，无恶心、呕吐，排黄色软便 1 次/日；1 个月后，新发生长，指（趾）甲变白，皮肤色素沉着减退（见图 14-5）。激素治疗有效，患者随访中病情平稳。

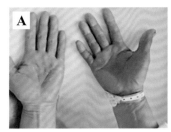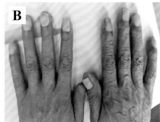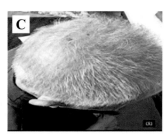

图 14-5　激素治疗 1 个月后查体：皮肤色素沉着减退（图 A），指甲变白（图 B），有新发生长（图 C）

总　结

Cronkhite-Canada综合征是一组罕见的临床综合征，临床表现为脱发、皮肤色素沉着和指（趾）甲营养不良，内镜下可见胃肠道息肉，故国内又将其称为（胃肠道）息肉病-色素沉着-秃发-指（趾）甲营养不良（萎缩）综合征。诊断此病时应与其他胃肠道息肉相关疾病鉴别诊断。目前，Cronkhite-Canada综合征的病因仍不明确，有学者认为Cronkhite-Canada综合征与自身免疫反应、遗传易感因素、基因突变、肠道细菌过度生长或幽门螺杆菌感染、精神压力、劳累、应激反应、微量元素缺乏等相关。基于Cronkhite-Canada综合征的罕见性及对其病因认识的缺乏性，其最佳的临床治疗方案仍处于探索阶段，常推荐的治疗方案是糖皮质激素、PPI及营养支持联合治疗。此外，一定要警惕并发症的发生，定期随访也同样重要。

参考文献

[1]　Cronkhite LW Jr, Canada WJ. Generalized gastrointestinal polyposis；anunusual

syndrome of polyposis，pigmentation，alopecia and onychotrophia [J]. N Engl J Med, 1955, 252(24): 1011-1015.

[2] Watanabe C, Komoto S, Tomita K, et al. Endoscopic and clinical evaluation of treatment and prognosis of Cronkhite-Canada syndrome: a Japanese nationwide survey[J]. J Gastroenterol, 2016, 51(4): 327-336.

河北医科大学附属医院
陈亚兰
天津医科大学总医院
刘　刚　宋文静　曹晓沧

Case 15

妊娠掩盖重度溃疡性结肠炎病例多学科讨论

消化科病史汇报

患者，女性，28岁，汉族，因"间断黏液脓血便8月余，加重3月余"入院。

患者入院前8个月（2017年7月）开始无明显诱因下出现黏液血便，脓血较少，1～2次/日，无明显腹胀、腹痛，无发热、恶心、呕吐等，未治疗（孕期）。

2017年7月（剖宫产术后9天），患者进食羊肉后每日解黏液血便6～7次，伴腹部下坠感、隐痛，排便后缓解，无发热、腹胀、恶心、呕吐等，自服药物后上述症状无明显缓解，且出现发热，体温最高达40℃，排便增加至约8次/日，腹痛及腹部下坠感较前频繁并加重，于当地医院行结肠镜（见图15-1）检查：直肠至结肠肝区黏膜水肿，血管网不清，可见散在充血、糜烂及大小不等的溃疡，质脆，触之易出血。

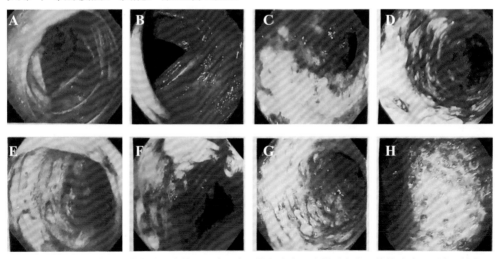

图15-1 结肠镜：结肠黏膜水肿，血管网不清，可见散在充血、糜烂及大小不等的溃疡，质脆，触之易出血。图A：回盲部；图B：升结肠（图A、B黏膜基本正常）；图C：结肠肝曲；图D：横结肠；图E：结肠脾曲；图F：降结肠；图G：乙状结肠；图H：直肠

治疗上给予甲泼尼龙琥珀酸钠 80mg 静滴（1 次/日）、美沙拉秦片和抗感染治疗，效果尚可，大便逐渐成形，排黄色软便，2～3 次/日，未见明显黏液及脓血，但患者仍发热，体温 37～38℃。

2017 年 8 月 19 日（住院第 9 天），患者突然出现恶心、呕吐胃内容物，伴腹胀、腹痛显著，当地医院相关检查提示腹水，给予对症处理后，腹痛、腹胀缓解不明显。

后于 2017 年 8 月 20 日就诊于西安交通大学第二附属医院，给予甲泼尼龙琥珀酸钠 60mg 1 次/日 静滴，兰索拉唑 30mg 1 次/日静滴，美沙拉秦片 4g/d，呋塞米 20mg 1 次/日静注及输血等治疗。2017 年 8 月 25 日于西安交通大学第二附属医院完善相关检查，结果如下。

双下肢静脉彩超：左侧腘静脉下段血栓形成。胸腹部 CT：双侧胸腔积液，心包积液，腹腔积液，门静脉、脾静脉及肠系膜上静脉未见造影剂充盈，请结合临床，不除外血栓形成。门静脉彩超：门静脉内条状低回声，考虑门静脉血栓形成，腹水（大量）。腹水培养出肺炎克雷伯菌、屎肠球菌，对利奈唑胺、亚胺培南、替加环素敏感。

治疗调整：依诺肝素钠 4000U 皮下注射 1 次/日，莫西沙星 0.4g 1 次/日＋奥硝唑及丹参治疗，大便 3～4 次/日，未见明显黏液及脓血，但仍有低热，体温波动于 37～38℃。2017 年 8 月 29 日复查门静脉血管成像：门静脉主干及分支、脾静脉、肠系膜上静脉及部分分支血栓形成，脾大，腹水，继续维持原有治疗，患者病情基本稳定。

至 2017 年 9 月 5 日，患者病情出现变化：突然出现腹痛加剧，伴发热、寒战、大汗，无恶心、呕吐、心慌、气短等；腹部 CT 示：门静脉、肠系膜上静脉内多发血栓形成，小肠肠壁内多发气体影，考虑小肠瘀血、坏死，腹水；紧急行急诊剖腹探查。术中所见（见图 15-2）：小肠坏死约 50cm，给予切除吻合，术后抗感染、抗凝、激素及营养治疗，患者仍间断发热，无明显腹胀、腹痛，大便 2～3 次/日，未见明显黏液、脓血。

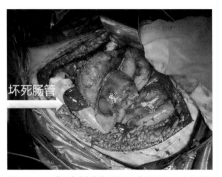

图 15-2　急诊剖腹探查手术视野：小肠坏死约 50cm，给予切除吻合（西安交通大学第二附属医院刘欣教授供图）

2017 年 9 月，患者于空军军医大学附属西京医院消化监护室复查腹水培养，结果提示：白色假丝酵母菌＋铜绿假单胞菌，腹水呈脓性；小肠双源 CT 提示：门静脉及分支、脾静脉、肠系膜上静脉内广泛血栓形成；肠系膜、大网膜渗出，小肠广泛粘连，腹腔散在包裹性积液，左侧胸腔积液，腹部瘢痕处积脓；胸部 CT（见图 15-3）提示：双肺炎症，左侧胸腔积液。治疗上给予比阿培南、米卡芬净、华法林 2.5mg/d，美沙拉秦 4g/d，患者腹痛、腹胀缓解，体温恢复正常，进流质饮食无碍，大便 1 ～ 2 次/日，未见脓血。

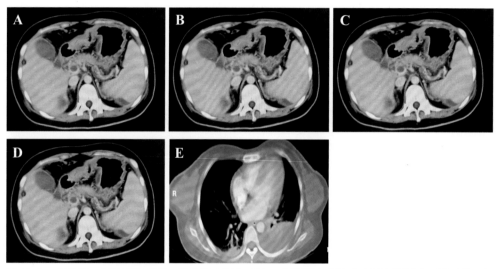

图 15-3　小肠 CT：门静脉及分支、脾静脉（图 A、B）、肠系膜上静脉内广泛血栓形成；肠系膜、大网膜渗出（图 C）；小肠广泛粘连，腹腔散在包裹性积液，左侧胸腔积液（图 D）；胸部 CT（图 E）示：双侧胸腔积液、双肺下叶膨胀不全

2017 年 10 月，复查腹部 CT 提示：门静脉主干、脾静脉及肝门部侧支血管内少许血栓影较前明显减少；肠系膜、大网膜渗出并有少许积液，较前减轻，腹水培养阴性。

后患者转院至西安某医院继续治疗：给予华法林 1.5mg 1 次/日，美沙拉秦片 4g/d，营养支持治疗，患者大便次数逐渐增多，波动于 6 ～ 7 次/日，可见少许黏液脓血，伴腹部隐痛，无发热、腹胀，为求进一步治疗，遂于 2017 年 10 月再次入住西京医院消化内科。

▶ 入院检查

•体格检查：T 36.4℃，P 78 次/分钟，R 16 次/分钟，BP 120/74mmHg，体重 55kg，BMI 21.2kg/m^2。慢性病容。心肺未见明显异常。腹平坦，上腹部正

中及下腹部分别可见长约 20cm、8cm 手术疤痕，愈合良好，全腹无压痛，未触及包块，肠鸣音正常。

• 辅助检查：WBC $6.3×10^9$/L，Hb 94g/L，PLT $197×10^9$/L；CRP 52.9mg/L；ESR 35mm/h；PCT 7.76ng/L；肠道艰难梭菌（＋）；肠道菌群分析Ⅰ度失调；粪常规：潜血（＋）；肝功能：白蛋白 35.7g/L；凝血功能：凝血酶原时间 21.3s，D-二聚体 810μg/L，1,3-β-D 葡聚糖＞1000pg/mL；自身抗体系列、病毒系列、抗心磷脂抗体阴性，粪培养正常。

• 血管超声：肠系膜下静脉显示不清，其余四肢及腹腔各大血管未见明显血栓形成。

• 复查结肠镜（见图 15-4）：回肠末段黏膜未见明显异常。回盲部、升结肠、横结肠、降结肠及乙状结肠可见黏膜弥漫性炎症，广泛充血，质脆，触之易出血，少量脓性分泌物附着于肠壁，血管纹理模糊紊乱，皱襞变浅，广泛假性息肉形成。直肠黏膜未见明显异常。

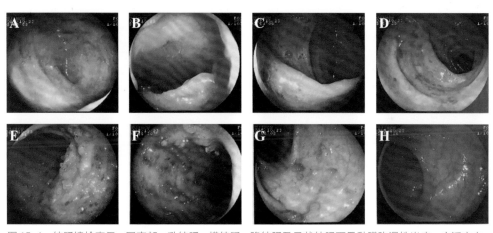

图 15-4　结肠镜检查示：回盲部、升结肠、横结肠、降结肠及乙状结肠可见黏膜弥漫性炎症，广泛充血，质脆，触之易出血。图 A：阑尾开口；图 B：回肠末段；图 C：回盲部；图 D：升结肠；图 E：横结肠；图 F：降结肠；图 G：乙状结肠；图 H：直肠

病理科意见

肠镜标本病理（见图 15-5）：（升结肠）黏膜活动性炎症；（降结肠）黏膜局部呈互动性炎症改变，局部黏膜下淋巴组织增生；未见明确慢性炎症性损害表现，炎症性肠病证据不足。

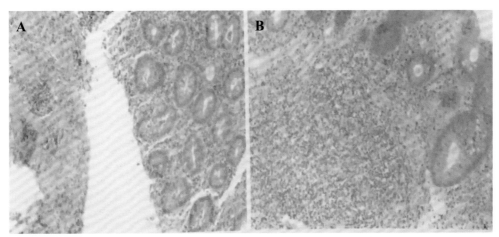

图15-5　肠镜标本病理：（降结肠）黏膜局部呈互动性炎改变，局部黏膜下淋巴组织增生（图A、B：HE染色，×200）

后续复查

小肠CT：回肠呈术后改变，肿胀较前减轻，肠系膜增厚较前减轻；乙状结肠、降结肠、横结肠肠壁略增厚，较前好转；腹腔积液较前减少；门静脉系统内血栓大部分吸收，近门-脾静脉交界处少许残留；脾略大。

初步诊断思维过程

▶ 入院时病情概述

患者为青年女性，因"间断黏液脓血便8月余，加重3月余"入院，孕期开始出现脓血便，1～2次/日，余无不适，未治疗，生产后脓血便次数增加至8次/日左右，伴腹痛、高热，外院查肠镜提示结肠黏膜弥漫性充血、糜烂、质脆、触之易出血，给予激素、美沙拉秦、抗感染、调节肠道菌群等治疗，效果不佳，患者逐渐出现多浆膜腔积液、静脉系统多发栓塞，以及小肠瘀血、坏死，于外院行坏死小肠切除吻合术后给予加强抗感染、华法林抗凝、美沙拉秦促进黏膜愈合，及对症支持治疗，患者症状缓解，脓血便次数减少。复查结肠镜，黏膜病理结果不支持炎症性肠病诊断，华法林逐渐减量后患者症状又反复，为求继续治疗入院。

▶ 入院时诊断思路

该患者为青年女性，以黏液脓血便为主要表现，孕期发病，分娩后症状加重，予以抗感染、益生菌制剂及美沙拉秦治疗效果不佳，患者逐渐出现多浆膜腔积液、小肠瘀血、坏死等并发症，加用华法林治疗后患者症状缓解，华法林减量后症状又反复，需要在缺血性肠炎与溃疡性结肠炎之间继续鉴别。

入院初步诊断

缺血性肠炎？

溃疡性结肠炎？

入院后处置及检查

治疗上给予美沙拉秦缓释颗粒 4g/d，甲硝唑 0.5g 3 次/日及营养支持治疗。患者大便维持在 2～4 次/日，黄色稀糊-成形，偶见脓血，无明显腹痛等症状，无发热。

多学科讨论及最终诊疗过程

▶ 最终诊断思路

该患者为青年女性，孕期起病，表现为黏液脓血便，余无特殊，分娩后症状加重，黏液脓血便次数增多，伴发热、腹痛、下腹坠胀感，考虑因孕期高凝状态导致静脉系统多发血栓形成，并继发多浆膜腔积液及小肠瘀血坏死行手术治疗，分娩后高凝状态解除，血栓经华法林作用后溶解吸收，若为缺血性肠炎，则症状应该减轻，结肠镜检查肠道病变应减轻，但患者症状无改善，结肠镜检查仍提示黏膜广泛炎症、质脆、糜烂、触之易出血。入院后继续给予美沙拉秦并甲硝唑抗感染及营养支持治疗后，患者症状好转，故考虑诊断为溃疡性结肠炎（慢性复发型，广泛结肠，活动期重度），缺血性肠炎可能为溃疡性结肠炎合并孕期血栓形成所致。由于该患者缺乏结核、肠白塞病、系统性血管炎等相关临床表现和实验室检查结果，且使用美沙拉秦、抗感染等经典治疗有效，故暂不考虑肠结核、肠白塞病、系统性血管炎。

▸ **鉴别诊断**

缺血性肠炎；系统性血管炎；肠白塞病。

▸ **最终诊断**

溃疡性结肠炎（慢性复发型，广泛结肠，重度活动期）。

▸ **治疗方案**

静脉氢化可的松琥珀酸钠冲击治疗（300mg 静滴 1 次/日），7 天后改口服泼尼松，患者大便 2 次/日，糊状或成形，无肉眼脓血，无发热、腹痛、腹胀等症状，嘱患者出院后定期随访。

后续随访

院外继续给予华法林 1.5mg 口服 1 次/日，美沙拉秦缓释颗粒剂 1g 口服 4 次/日。患者大便 2 次/日，黄色糊状，无黏液脓血。

复查血管彩超（见图 15-6）：门静脉主干内径正常，少许附壁血栓，血流速度正常；肠系膜上静脉主干内径正常，少许附壁血栓，血流速度正常；脾静脉内径正常，血流速度正常。

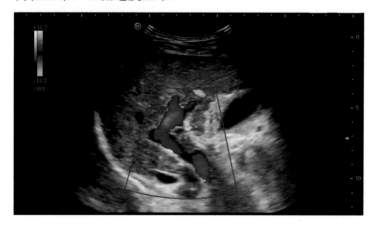

图 15-6 血管彩超：门静脉主干内径正常，少许附壁血栓

2017 年 12 月（出院 1 月余）病情好转后，患者自行将美沙拉秦缓释颗粒剂减量至 1.5g/d，大便次数逐渐增加至 4 次/日，含脓血，伴低热，体温最高 37.5℃，再次将美沙拉秦缓释颗粒剂剂量增至 4g/d，大便次数逐渐减少至 3 次/日，黄色糊状或成形便，发热消失。

2018 年 2 月，患者在喝奶粉后大便次数增加，7～8 次/日，鲜血便，伴乏力、腹部下坠感，伴发热，体温最高 38.5℃，自行服用诺氟沙星等药物后症状无改善，入住西京医院消化内科。入院时，患者体重较前减轻 3kg，BMI 17.7kg/m^2。

再次入院治疗

西京医院消化内科结肠镜（见图 15-7）检查示：回肠末段未见异常；盲肠、阑尾开口旁黏膜欠光滑，可见散在小片状黏膜充血；升结肠可见散在点片状黏膜充血；距肛门约 58cm → 15cm 肠段黏膜呈剥脱样改变，其间散在岛状或指状黏膜隆起，接触性出血，血管纹理消失，皱襞消失，肠管缩短；其下肠段可见散在点片状黏膜充血水肿。内镜诊断：溃疡性结肠炎（重度活动期）。结肠镜病

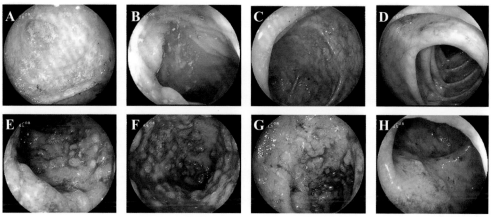

图 15-7　结肠镜：距肛门约 58cm → 15cm 肠段黏膜呈剥脱样改变。图 A：阑尾开口；图 B：回肠末段；图 C：回盲部；图 D：升结肠；图 E：横结肠；图 F：降结肠；图 G：乙状结肠；图 H：直肠

理（见图 15-8）：（回肠末段）黏膜急性活动性炎；（盲肠、横结肠）黏膜局部慢性炎急性活动期伴糜烂；（直肠）黏膜急性活动性炎，局灶慢性炎改变；形态学不排除溃疡性结肠炎，请结合临床综合考虑；免疫组化：CMV（－）。继续随访中。

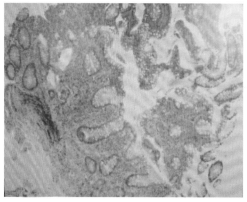

图 15-8　结肠镜病理：（回肠末段）黏膜局部慢性炎急性活动伴糜烂（HE 染色，×100）

总 结

该患者疾病难点：妊娠掩盖潜在溃疡性结肠炎；溃疡性结肠炎＋妊娠导致疾病加重，广泛血栓形成导致小肠缺血坏死，手术切除；溃疡性结肠炎继续治疗，监测凝血状态，加强随访。

炎症性肠病主要包括溃疡性结肠炎和克罗恩病。近年来，炎症性肠病在我国的发病率逐年上升，尤其高发于年龄低于 35 岁的青年女性，但是妊娠期合并炎症性肠病并不常见，目前国内还缺乏相关的专家共识和诊疗指南。患者往往担心在妊娠期使用治疗药物会对胎儿产生不良影响而放弃治疗。一项纳入 145 名女性的研究发现，约 1/3 的患者认为治疗炎症性肠病的药物对胎儿有害，约 1/4 的患者为避免胎儿受到药物影响而放弃治疗。有研究报道，炎症性肠病患者在妊娠期患深静脉血栓的风险增加，尤其是溃疡性结肠炎患者。而疾病活动还会增加不良妊娠结局的发生风险，包括早产（< 37 周妊娠）、低体重儿（< 2500g）、先天性畸形、流产、死胎等。炎症性肠病患者还经常存在妊娠期炎症性肠病复燃的现象，即妊娠期疾病静止、产后复发，或妊娠期疾病活动、产后加重。

诊断方面，推荐的检查方法包括内镜检查、超声检查及磁共振检查。虽然目前仍缺乏充足的证据证明妊娠期内镜检查的安全性，但是内镜检查仍然是评估疾病活动最直接有效的办法。有学者认为，虽然在妊娠期任何阶段行内镜检查均会增加流产、死胎及肠穿孔等的发生风险，但仍是安全可行的。芬太尼及哌替啶因不会增加致畸率而被广泛应用于妊娠期患者无痛内镜检查；而苯二氮䓬类则应避免使用，特别是妊娠前 3 个月；推荐使用最低有效剂量，因为镇静状态有可能导致胎儿呼吸抑制。体位方面推荐左侧卧位，因为平卧位时妊娠子宫会压迫主动脉及下腔静脉造成低血压及胎盘低灌注。影像学检查方面有研究报道称腹部超声、CT 及 MRI 的诊断正确率无明显差异，故推荐妊娠期妇女首选无电离辐射的超声及 MRI 检查；超声显示不清时，可选用 MRI 检查。

治疗方面，对于妊娠期炎症性肠病复燃并需要住院治疗的患者，83% 可通过药物治疗以达到临床缓解，17% 需要手术切除炎症严重的肠段。安全性方面，当前诸多研究证据质量较低。根据 2015 年《妊娠期炎症性肠病处理的多伦多共识》推荐，5- 氨基水杨酸（5-amino salicylic acid，5-ASA）类药物包括美沙拉秦制剂应用不含邻苯二甲酸二丁酯（dibutyl phthalate，DBP）的剂型，对于经口和（或）直肠应用 5-ASA 维持治疗的患者，推荐在整个妊娠期继续 5-ASA 治疗；氨甲蝶呤（methotrexate，MTX）至少在受孕前 3 个月停用；而硫唑嘌呤（acetazolamide，AZA）应用于中、重度及难治性炎症性肠病是安全有效的，不会增加不良妊娠结局的发生风险；抗肿瘤坏死因子（anti-tumor necrosis factor，TNF）包括英夫利昔单抗、阿达木单抗及赛妥珠单抗则被认为推荐继续应用于使用抗 TNF 维持治疗的患者；对于炎症性肠病复发风险较低且明确有停用抗 TNF 的依据时，建议妊娠 22 ～ 24 周最后应用一次抗 TNF 治疗；对于使用 5-ASA 和 AZA 维持治疗加重的患者，推荐使用糖皮质激素或抗 TNF 治疗以诱导症状缓解，但妊娠晚期应用糖皮质激素有可能导致新生儿肾上腺皮质抑制，故在妊娠晚期应避免大量应用；抗感染方面，阿莫西林 - 克拉维酸钾不会导致不良妊娠结局，被认为是一个安全的选择；此外，对于住院治疗的妊娠期炎症性肠病患者，推荐使用抗凝药物预防血栓；手术治疗方面，妊娠期炎症性肠病患者若出现无法控制的肠出血、穿孔、梗阻或中毒性巨结肠及腹腔脓肿等并发症，则应积极行急诊手术治疗。

育龄期女性炎症性肠病患者应在整个备孕期及产后进行妊娠咨询，并客观评价疾病状态以达到最佳管理。

参考文献

[1] Hosseini-Carroll P, Mutyala M, Seth A, et al. Pregnancy and inflammatory bowel diseases: current perspectives, risks and patient management[J]. World J Gastrointest Pharmacol Ther, 2015, 6(4): 156-171.

[2] Selinger CP, Eaden J, Selby W, et al. Inflammatory bowel disease and pregnancy: lack of knowledge is associated with negative views[J]. J Crohns Colitis, 2013, 7(6): e206-e213.

[3] Stephansson O, Larsson H, Pedersen L, et al. Congenital abnormalities and other birth outcomes in children born to women with ulcerative colitis in Denmark and Sweden[J]. Inflamm Bowel Dis, 2011, 17(3): 795-801.

空军军医大学附属西京医院

苏 松 赵宏亮 陈 玲

李增山 梁 洁

Case 16

克罗恩病伴化脓性汗腺炎病例多学科讨论

▶ **现病史**

患者，男性，20岁，因"腹泻1年余，腋下包块4个月"于2020年12月19日就诊于北京协和医院。

2019年8月，患者于不当饮食后出现黏液脓血便，2次/日，伴脐周绞痛。外院查结肠镜：结直肠多发纵行深溃疡。病理：黏膜中重度活动性炎，可见隐窝脓肿及肉芽组织形成。考虑"溃疡性结肠炎"。予以美沙拉秦1g每日4次治疗后，症状减轻。2019年12月，患者再发黏液脓血便，5~6次/日，无肛周病变、皮疹、关节痛，无发热、盗汗，体重下降17kg。查血常规：Hb 84g/L；肝肾功：ALB 33g/L，余大致正常；hsCRP 55.78mg/L，ESR 88mm/h。肠道CT：直肠至横结肠多发肠壁增厚伴强化。结肠镜：结肠、直肠多发不连续纵行深溃疡；病理：慢性活动性炎伴溃疡。考虑克罗恩病（重度活动期）。于2020年2月19日加用泼尼松（每日30mg），同时给予肠内营养支持，患者排黄色成形软便，1次/日。考虑激素治疗有效，于2020年4月14日、4月28日、5月26日行3程英夫利昔单抗300mg静脉滴注治疗，泼尼松规律减量，至2020年6月减停。2020年7月1日，3程英夫利昔单抗300mg结束后复查结肠镜：回盲瓣变形，全结肠轻度水肿，节段性炎性息肉形成，部分充血明显；横结肠可见浅溃疡，直肠可见片状溃疡，病变较前明显减轻。第4程英夫利昔单抗用药自行延后。2020年7月底、8月初，先后出现双眼红痒，左侧腋窝质软包块伴局部疼痛，无发热；查hsCRP 75.75mg/L。于2020年8月12日行第4程英夫利昔单抗（400mg）治疗，用药前查英夫利昔单抗血药浓度1.3μg/mL，抗体（-）；用药后眼部症状好转，左侧腋窝包块自行消失，hsCRP 3.95mg/L。于

2020年9月9日、10月30日分别行第5、6程英夫利昔单抗治疗（400mg，静脉滴注）。2020年12月5日，患者再次出现左侧腋下包块（见图16-1），大小为6cm×8cm，局部胀痛伴波动感，伴发热，体温最高38.1℃，hsCRP 91.18mg/L；超声检查提示：左腋下皮下见低回声，范围约为8.2cm×6.3cm×3.6cm，形态不规则，并见不规则无回声；CDFI：周边及内部分隔上可见较丰富血流信号；行穿刺引流，脓液培养为苏黎世放线菌。予以头孢美唑静脉输注序贯阿莫西林、甲硝唑口服抗感染后好转。

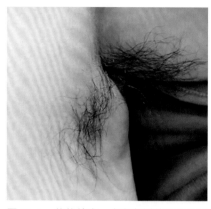

图16-1　体格检查：患者左侧腋下孤立结节，大小为6cm×8cm，包块表面及顶端光滑，无疖样点状表现，触之有波动感伴胀痛，包块周围未见窦道等其他皮损

▶ **既往史**

2018年，肛裂史。自诉3岁时患"心肌炎"，病情好转后心电图提示"完全性右束支传导阻滞"。可疑利巴韦林过敏史。个人、婚育、家族史无殊。

病理科意见

患者结肠镜下多点多部位活检提示存在结肠节段性分布的炎症表现，隐窝炎、隐窝结构改变，黏膜慢性损伤不均一。组织病理未见明确感染征象，CMV免疫组化、EBER均呈阴性。病理学表现支持克罗恩病诊断。

影像科意见

患者腹盆增强CT并小肠重建提示病变以结肠受累为主，横结肠、降结肠、乙状结肠及直肠多段肠壁增厚伴强化，病变不连续，同时浆膜面毛糙，周围系膜血管增多，并多发淋巴结，符合克罗恩病的影像学特点。病变为相对长节段，左半结肠受累突出，影像学特点不支持肠结核诊断。影像学未见明确狭窄、瘘管及窦道形成，考虑病变以炎症为主。腋下超声检查提示低回声病变，内含无回声区有分隔，周边血流信号丰富，符合脓肿的超声表现。需要与肿大的淋巴结相鉴别。

皮肤科意见

患者左腋下包块反复出现，第1次出现于英夫利昔单抗延迟未治疗，伴炎症指标明显升高；英夫利昔单抗治疗后，包块消失。此后，包块复发，hsCRP明显升高。穿刺引流提示苏黎世放线菌感染。结合患者炎症性肠病病史，腋下包块英夫利昔单抗治疗有效，首先考虑诊断化脓性汗腺炎（hidradenitis suppurativa，HS）。化脓性汗腺炎是一种累及皮肤和皮下组织的慢性、疼痛性、化脓性病变。其诊断主要基于临床特征，包括间擦部位的慢性、复发性炎性结节，若病变持续存在，还可导致结节聚合形成炎症性斑块、窦道及瘢痕组织。放线菌感染考虑为化脓性汗腺炎合并感染，目前抗菌药物治疗有效，建议及时治疗原发疾病，控制全身炎症状态。

最终诊断

克罗恩病（A2L2B2p）；化脓性汗腺炎；放线菌皮肤感染；完全性右束支传导阻滞。

随 诊

2020年12月28日，患者行第7程英夫利昔单抗治疗，监测英夫利昔单抗血药浓度4.8μg/mL，抗体（-）。第10程英夫利昔单抗治疗后（2021年5月10日）复查结肠镜：回盲瓣变形，盲肠-升结肠略狭窄，黏膜愈合。患者规律治疗及随诊，病情稳定。

总 结

该患者为青年男性，克罗恩病（A2L2B2p）诊断明确，使用英夫利昔单抗治疗效果较好。但治疗过程中反复于英夫利昔单抗使用间期延长、药物浓度不足情况下出现左侧腋窝包块伴压痛，首次出现的包块在及时使用英夫利昔单抗后逐渐缩小；2次出现后行穿刺引流，脓液培养为苏黎世放线菌，经抗感染治疗、优化英夫利昔单抗治疗后缓解，未再反复。患者的皮肤表现、治疗反应均支持化脓性汗腺炎的诊断。

化脓性汗腺炎是皮肤大汗腺的一种慢性复发性炎症疾病，其特征是疼痛，以及深层的、反复出现的结节和脓肿，其病理生理学基础多为无菌性炎症。关于其发病机制，目前多数研究者认为在化脓性汗腺炎临床表现发生过程中，毛囊闭塞、毛囊破裂及其相关免疫应答似乎有重要的作用。在表型分类上，化脓性汗腺炎可分为经典型、毛囊型、臀肌型。分期方面，常用 Hurley 临床分期系统将化脓性汗腺炎分为 3 种严重程度。①Ⅰ期：脓肿形成（单发或多发），无窦道及瘢痕形成；②Ⅱ期：复发性脓肿伴窦道和瘢痕形成，存在单个或多个明显隔开的病变；③Ⅲ期：弥漫性或几乎弥漫性分布的病变，或遍布整个受累区域的多个相互交通的窦道和脓肿。

化脓性汗腺炎的诊断基于其临床特征，常见部位包括腋窝（最常见）、腹股沟、大腿内侧、肛周和会阴、乳房和乳房下区域、臀部、耻骨区、阴囊、外阴等，其偶尔还可以累及头皮及耳后。关于细菌在化脓性汗腺炎中的作用仍存在争议，早期化脓性汗腺炎病变的细菌培养结果多为阴性，但是时间较久的破溃及窦道的培养可见多种细菌，包括放线菌、葡萄球菌、链球菌、革兰阴性杆菌。有研究认为，细菌可能通过促进炎症反应的发生导致化脓性汗腺炎，细菌生物膜参与化脓性汗腺炎炎症反应的持续；也有理论认为，细菌的存在可能是继发性感染而不是真正的病因所在。鉴别诊断方面，会阴部化脓性汗腺炎需要与克罗恩病的肛周和外阴表现相鉴别。

治疗方面，首先需要明确有无感染，须留取病原学检查，依据药敏结果给予抗菌药物；其次，有研究表明，伴有化脓性汗腺炎的克罗恩病患者疾病活动性升高，使用抗 TNF-α 药物增多，疾病活动性还会随着化脓性汗腺炎的严重程度增加而增高，所以可考虑在控制局部感染的前提下及时加用英夫利昔单抗控制原发病。

参考文献

[1] Alikhan A, Sayed C, Alavi A, et al. North American clinical management guidelines for hidradenitis suppurativa: A publication from the United States and Canadian Hidradenitis Suppurativa Foundations: Part I: Diagnosis, evaluation,

and the use of complementary and procedural management[J]. J Am Acad Dermatol, 2019, 81(1): 76-90.

[2] Jemec GB. Clinical practice. Hidradenitis suppurativa[J]. N Engl J Med, 2012, 366(2): 158-164.

[3] Vazquez BG, Alikhan A, Weaver AL, et al. Incidence of hidradenitis suppurativa and associated factors: a population-based study of Olmsted County, Minnesota[J]. J Invest Dermatol, 2013, 133(1): 97-103.

北京协和医院

田博文　李　玥

Case 17

以腹痛、贫血为主要表现的 SLCO2A1 基因相关慢性肠病病例多学科讨论

消化科病史汇报

患者，女性，22 岁，在校学生，2019 年因"反复腹部隐痛伴间断黑便 8 年"就诊。

患者于 8 年前（2011 年）起反复出现中腹部隐痛伴间断黑便、活动后乏力及下肢水肿，外院查粪隐血阳性，诊断消化道出血、贫血，间断服用铁剂后血红蛋白水平可恢复；停药 2 ～ 3 个月后，症状再发。

2016 年 1 月 30 日，对行小肠 MRI 平扫＋增强（见图 17-1）显示中腹部及偏左小肠可疑异常改变，肝门区少许淋巴结增大。经肛小肠镜插镜至回肠中段，见一憩室，憩室口见浅溃疡，憩室口狭窄，内镜无法进入，余回肠黏膜未见明显异常，所见结直肠黏膜正常。

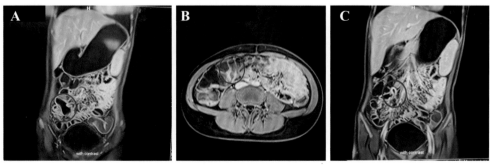

图 17-1　小肠 MRI 平扫＋增强（2016 年 1 月 30 日）：中腹部及偏左小肠黏膜增厚（红色标记）

2016 年 2 月，当地医院查血常规 Hb 74g/L，Hct 27.0%，MCV 67.7fL，MCH 18.5pg，MCHC 274g/L；血液生化：总蛋白 57.4g/L，白蛋白 34.6g/L；大便隐血（＋）；当时全消化道造影显示中下腹部回肠近端间断性狭窄，考虑小肠淋巴结类肿瘤，不排除克罗恩病（见图 17-2）。

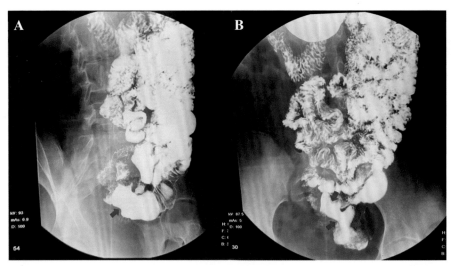

图 17-2　全消化道造影（2016 年 2 月）：中下腹部回肠近端段间断性狭窄，红色箭头所指为回肠近端多节段狭窄

2016 年 3 月 3 日，患者接受小肠部分切除术＋术中肠镜检查＋阑尾切除术，术中距回盲部 60cm 处见回肠节段性狭窄，肠壁增厚、水肿，共有 4 段狭窄，病变肠管长约 40cm。术后病理提示：符合小肠憩室改变；周围肠壁示局部溃疡形成；标本两端切缘及送检"吻合圈"组织 2 枚，无殊。术后患者腹痛症状好转，术后持续服用铁剂治疗，监测血红蛋白水平。2016 年 12 月至 2018 年 9 月，血红蛋白水平波动在 118 ～ 138g/L。

2018 年 10 月，患者复查粪便隐血（2 ＋～ 3 ＋）；Hb 80g/L；小肠三维 CT 显示第 5 组回肠术后改变，吻合口周围肠壁明显增厚；胶囊内镜提示小肠吻合口狭窄，吻合口黏膜充血水肿，可见溃疡形成及陈旧性血迹。当地医院行内镜下小肠狭窄切开术，术后患者症状未见明显缓解。

2019 年 4 月 6 日，患者复查 Hb 57g/L；接受数次输血治疗；其间，经肛小肠镜发现回肠中段溃疡，大小为 2cm×2cm，溃疡周围可见少量血迹，溃疡下方可见狭窄扩张处。病理示：小肠黏膜慢性炎症伴黏膜糜烂及肉芽组织增生。2019 年 4 月 18 日，患者接受小肠部分切除术，术中见吻合口近端肠管稍扩张，局部环形增厚，吻合口可容纳一小指，远端小肠肠管直径正常，其余肠管未见憩室。术中诊断为小肠吻合口狭窄、小肠憩室，术后患者仍有间断黑便症状。

2019 年 11 月，患者入我院第一次体检提示神清，轻度贫血貌，对答切题；双肺呼吸音清，未闻及干湿性啰音；心律齐，各瓣膜听诊区未闻及杂音；腹平坦，腹部软，压痛不明显，无反跳痛，移动性浊音阴性，肝脾肋下未及，全腹未及包块，肠鸣音正常；双下肢无水肿。辅助检查：CRP ＜ 0.5mg/L，ESR 2mm/h，Hb 109g/L，Hct 36.2%，MCV 74.8fL，MCH 22.5pg，MCHC 301g/L，肝肾功能（－），Alb 44.1g/L，Fe 4.9μmol/L，叶酸、维生素 B_{12}、溶血全套（－），出凝血系列（－），粪常规OB（＋），尿常规（－）。其余传染性指标、风湿免疫指标和肿瘤指标结果均为阴性。肠道CT提示回肠末段术后改变，吻合口段肠腔略狭窄，下腹部、盆腔内少许渗出影；脾脏饱满；盆腔少量积液。

病理科意见

2019 年 11 月，小肠（回肠）病理（见图 17-3）回报：多发浅溃疡（深达黏膜下层），溃疡底部大而平坦，血管源性疾病可能性大。首先考虑遗传性毛细血管扩张症，请进一步检查，如基因检测不支持，不除外隐源性多灶性溃疡性狭窄性小肠炎。

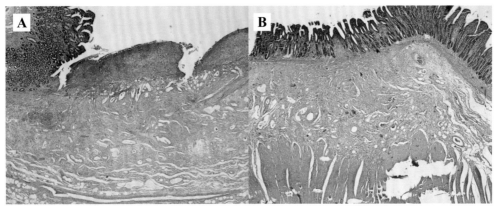

图 17-3　小肠（回肠）病理（HE 染色，×100）：黏膜层、黏膜下层、固有肌层、浆膜曾均可见毛细血管和小血管弥漫瘤样增生，伴形态异常

后续随访

患者及其父母完善全外显子基因测序，提示SLCO2A1 基因存在两处杂合突变，分别是位于 3 号外显子的c. 541G ＞ C（p. Gly181Arg）以及位于 5 号外显子的c. 983T ＞ C（p. Phe328Ser），可以诊断为SLCO2A1 基因相关慢性肠病（chronic enteropathy associated with SLCO2A1 gene，CEAS）。2020 年 10 月，该患者使用沙利度胺 75mg/d，未再出血。

该患者的弟弟，17 岁（2020 年），自生长发育期起出现手指及下肢增粗水肿，2020 年 6 月起症状加剧。外院完善全外显子基因测序，突变与该患者完全相同。胫腓骨正侧位、膝关节正侧位显示右膝盖髌上囊肿胀；右胫腓骨局部骨皮质稍增厚；双足正斜位摄片显示双足部分距骨皮质稍增厚；双手正位摄片显示双手部分掌指骨皮质稍增厚。结合影像学及基因检测结果，诊断考虑原发性肥厚性骨关节病，当前依托考昔口服治疗中。

总　结

SLCO2A1 基因相关慢性肠病是罕见的常染色体隐性遗传性疾病，表现为持续、顽固和组织学上非特异性的小肠溃疡导致慢性血液和蛋白质流失。编码前列腺素（PG）转运蛋白的 SLCO2A1 基因同时是 SLCO2A1 基因相关慢性肠病以及原发性肥厚性骨关节炎的致病基因，确诊主要依靠基因检测以及病理切片的免疫组化染色，激素及免疫抑制剂治疗效果欠佳，硫唑嘌呤治疗仅有个案报道。

参考文献

[1] Yanai S, Yamaguchi S, Nakamura S, et al. Distinction between chronic enteropathy associated with the SLCO2A1 gene and Crohn's disease[J]. Gut Liver, 2019, 13(1): 62-66.

[2] Sun K, He Q, Zhu L, et al. Multiple small intestinal ulcers with SLCO2A1 and PLA2G4A mutation in a Chinese patient[J]. Dig Liver Dis, 2021, 53(8): 1062-1064.

上海交通大学医学院附属仁济医院

陆君涛　沈　骏

Case 18
肠道 T 细胞淋巴瘤病例多学科讨论

消化科病史汇报

患者，男性，56 岁，因"腹泻伴食欲减退 10 月余"于 2021 年 12 月就诊入院。曾从事多种重体力劳动，有养殖螃蟹工作史，已婚已育，配偶及儿子健康。

2021 年 3 月起，患者出现大便次数增多（2～3 次/日），大便不成形，无黏液脓血，伴恶心、食欲减退，伴上腹部轻度胀痛，感乏力，间断夜间低热，体温 37.5℃左右，伴盗汗。患者于当地医院行胃镜检查示胃出血。予以抑酸等对症处理后，患者腹泻症状仍持续加重，腹泻 6～7 次/日，伴持续消瘦。2021 年 9 月，患者于外院查血常规示 WBC 12.89×10^9/L，嗜酸性粒细胞 1.52×10^9/L，N% 11.8%；10 月 16 日开始口服泼尼松 10mg，每天 2 次；出院服用 2 周后，患者因胃部不适明显而自行停药。

内镜检查

因"上腹痛未缓解"，患者于 2021 年 12 月 11 日行胃镜（见图 18-1）检查，结果示十二指肠降段多发黏膜隆起，取活检组织 2 块；同日行肠镜（见图 18-2）检查示回盲部增殖性病变，取活检组织 4 块；全结肠黏膜异常。

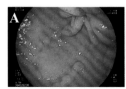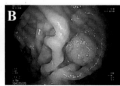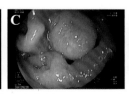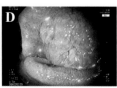

图 18-1　胃镜（2021 年 12 月 11 日）：十二指肠多发黏膜隆起。图 A：胃窦；图 B～图 D：十二指肠

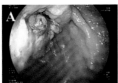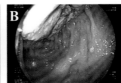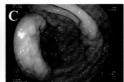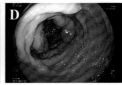

图 18-2　肠镜（2021 年 12 月 11 日）：回盲部增殖性病变。图 A 和图 B：回盲部；图 C 和图 D：升结肠

病理科意见

十二指肠降段活检标本病理结果示：送检肠黏膜腺体尚规则，间质大量淋巴细胞、浆细胞及中性粒细胞浸润，局部溃疡形成，可见隐窝炎，未见肉芽肿性病变。

回盲部活检标本病理结果示：送检肠黏膜腺体尚规则，间质大量淋巴细胞、浆细胞及中性粒细胞浸润，局部溃疡形成，可见隐窝炎，未见肉芽肿性病变。

进一步检查

2021 年 12 月 21 日，患者于外院就诊时行腹部增强CT检查，结果提示：腹膜后及肠系膜多发淋巴结肿大，胃体部局部胃壁增厚；盆腔多发肿大淋巴结。行胶囊内镜（见图 18-3）检查，结果示：胃黏膜隆起性改变；小肠及结肠多发新生物。患者体重较前下降约 15kg。遂收治入院。

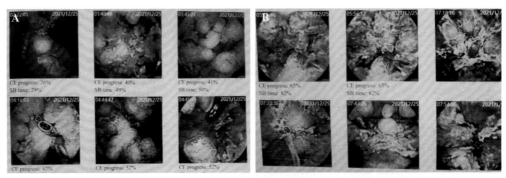

图 18-3　胶囊内镜（2021 年 12 月 21 日）：胃黏膜隆起性改变，小肠及结肠多发新生物。图 A：胃黏膜隆起时改变，空肠多发隆起性病变；图 B：回肠、结肠多发隆起性息肉样改变

实验室检查（2021 年 12 月 21 日）：WBC 15.72×10^9/L，N 0.76×10^9/L，N% 4.8%，Hb 111g/L，红细胞比容 0.336；CRP 55mg/L；D-二聚体定量 0.89mg/L；IgG 11.93g/L，IgA 2.21g/L，IgM 0.84g/L，IgE 219.0U/mL，补体C3 0.90g/L，补体C4 0.35g/L，肿瘤标记物阴性，EBV-DNA 1.14×10^3/μL。

初步诊疗意见

加强对症支持治疗，为进一步诊断创造条件。入院后予以抑酸、抗感染、补充白蛋白及肠外营养支持治疗，改善腹泻、乏力症状，为进一步实施内镜联合多点深挖活检创造条件。因内镜形态考虑不能除外淋巴瘤，故于 2022 年 1 月 4 日行 PET-CT 检查。

PET-CT 检查提示：① 腹腔肠系膜及腹膜后多发淋巴结显示代谢增高，腹腔肠系膜内淋巴结代谢显著增高，结合病史，首先考虑血液系统来源恶性病变（淋巴瘤），请结合病理学检查除外其他性质病变。② 全肠道代谢弥漫性增高；回肠末段及升结肠管壁增厚，代谢显著增高，恶性病变待排，请结合内镜检查。③ 左肺下叶结节，代谢轻微增高，邻近两枚微小结节影，代谢不高，建议抗感染治疗后复查以除外恶性病变。④ 胃窦部胃壁稍增厚，代谢稍增高；十二指肠憩室，室壁代谢增高。

2022 年 1 月 6 日，患者行 CT 引导下后腹膜淋巴结穿刺（见图 18-4）。

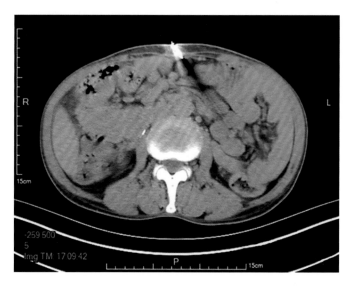

图 18-4　CT 引导下后腹膜淋巴结穿刺（2022 年 1 月 6 日）

2022 年 1 月 10 日，内镜（见图 18-5）检查：深插胃镜＋经肛小肠镜，取活检组织样本 23 块。胃镜示：十二指肠隆起溃疡性病灶（性质待病理）。肠镜（见图 18-6）示：回结肠隆起伴溃疡（性质待病理）。

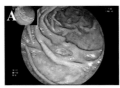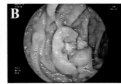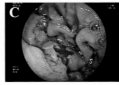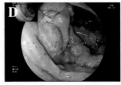

图 18-5　胃镜（2022 年 1 月 10 日）：十二指肠隆起溃疡性病灶。图 A ～图 C：十二指肠降段；图 D：十二指肠水平段

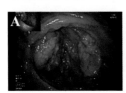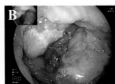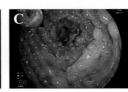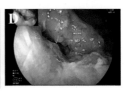

图 18-6　肠镜（2022 年 1 月 10 日）：回结肠隆起伴溃疡。图 A：升结肠；图 B：回盲部；图 C：回肠下段；图 D：回盲瓣

病理科意见

2022 年 1 月 27 日，结肠和回肠下段标本病理解读（见图 18-7）：（回肠下段活检，结肠活检）淋巴组织增生性病变，结合免疫组化标记、EBV 原位杂交及基因重排检测结果，符合"外周 T 细胞淋巴瘤，非特指"。后腹膜淋巴结穿刺病理结果回报（见图 18-8）：（淋巴结穿刺标本）淋巴组织增生性病变，结合免疫组化标记、EBV 原位杂交及基因重排检测结果，符合"外周 T 细胞淋巴瘤，非特指"。

诊断与治疗

该患者最终诊断为外周 T 细胞淋巴瘤，采用长春新碱和泼尼松联合阿扎胞苷进行治疗。

讨　论

胃肠道淋巴瘤（gastrointestinal lymphoma，GIL）是临床上较为少见的消化系统肿瘤，仅占胃肠道恶性肿瘤的 1%～4%，疾病发病率为（2.10～2.97）/10 万。胃肠道是结外淋巴瘤最好发的部位。按病灶发生部位，胃肠道淋巴瘤可分为食

肉眼所见： "回肠下段"：灰白组织5块，直径0.2-0.3cm。
"结肠"：灰白组织9块，直径0.1-0.2cm。

病理诊断： "回肠下段活检"、"结肠活检"淋巴组织增生性病变，结合免疫组化标记、EB病毒原位杂交及基因重排检测结果，符合"外周T细胞淋巴瘤，非特指"。

免疫组化及特殊染色：

（免疫组化号：I2022-00711）肿瘤细胞：CD2（+），CD3（+），CD7（+），CD8（+），CD56（少量弱+/-），TIA-1（+），Perforin（+），GranzymeB（小部分+），C-myc（约5%+），Ki67（约40%+），CD4（-），CD5（-），PD-1（-），BCL-2（-），ICOS（-），Bcl-6（-），CD10（-），CD19（-），CD68（-），CD20（-），CD79a（-），S-100（-），CD138（-），MUM-1（-），Kappa（-），Lambda（-）；滤泡树突网 CD21（+）；PD-L1（22C3）（CPS>50），PD-L1（22C3）阳性对照（+）；EBV原位杂交：EBER（-）。备注：PD-L1（22C3）免疫组化检测平台为DAKO Link 48 Autostainer。
M2022-00563：T细胞抗原受体基因重排检测结果为阳性；B细胞免疫球蛋白基因重排检测结果为阴性。

图 18-7　患者结肠和回肠下段（2022 年 1 月 27 日）标本病理和免疫组化结果

肉眼所见： 穿刺组织一条，长1.0cm，直径0.1cm。

病理诊断： "淋巴结穿刺标本"淋巴组织增生性病变，结合免疫组化标记、EB病毒原位杂交及基因重排检测结果，符合"外周T细胞淋巴瘤，非特指"。

免疫组化及特殊染色：

（免疫组化号：I2022-00570）瘤细胞：CD2（+），CD3（+），CD7（小部分+），CD8（小部分+），TIA-1（+），GranzymeB（少量+），Perforin（+），C-myc（5%+），Ki67（约45%+），Bcl-6（-），BCL-2（-），CD10（-），CD20（-），CD79a（-），CD21（-），CD30（-），CD4（-），CD5（-），CD56（-），MUM-1（-），TBX21（-），PD-1（-），CyclinD1（-），CD68（-）；PD-L1（22C3）（CPS>50），PD-L1（22C3）阳性对照（+），备注：PD-L1（22C3）免疫组化检测平台为DAKO Link 48 Autostainer；EBV原位杂交：EBER（-）。
T细胞抗原受体基因重排检测结果为阳性，详见报告"M2022-00428"。

图 18-8　后腹膜淋巴结穿刺标本（2022 年 1 月 27 日）病理和免疫组化结果

管、胃、小肠、结肠以及消化道多灶性淋巴瘤。不同地区的人群，发病位置不尽相同，推测这种差异的原因可能与遗传背景、生活环境以及医疗机构诊断能力差异等因素相关。

胃肠道淋巴瘤的诊断是临床工作中的难点。造成诊断不佳现状的原因主要有以下四点。①该病临床症状特异性差，难以通过临床症状与其他肠道疾病进行鉴别，早期诊断更为困难。②对小肠镜，不仅医疗操作技术要求较高，而且需要考虑到部分患者发病时全身情况较差，难以耐受内镜检查。③病灶位于黏膜下层与黏膜固有层，活检时不易取材或取材过少，导致病理诊断困难。④对淋巴瘤的病理认识尚需要不断提高。

在胃肠道淋巴瘤中，T细胞淋巴瘤较B细胞淋巴瘤更难诊断，原因主要有以下三点。①临床认知更不足：NK/T细胞淋巴瘤更为罕见，约占总体胃肠道淋巴瘤的5%。②大块深挖活检更不易：其最重要的内镜表现是溃疡，因此易与炎症性肠病混淆，易出现穿孔并发症，深挖大块活检的风险较高。③影像学不典型：B细胞淋巴瘤在影像上主要表现为外生性肿块及环形肿块；而T细胞淋巴瘤在影像上主要表现为肠壁斑片状增厚、溃疡及肠腔狭窄，且易发生胃肠道穿孔。就不同分型而言，B细胞淋巴瘤在影像学上更具有特异性，而T细胞淋巴瘤可能更需要由内镜与病理来确诊。

2008年，WHO将T细胞和NK细胞淋巴瘤分类如下：①肠病相关性T细胞淋巴瘤（enteropathy-associated T-cell lymphomas，EATL）；②外周T细胞淋巴瘤（peripheral T-cell lymphomas，PTCL）和结外NK/T细胞淋巴瘤；③成人T细胞白血病/淋巴瘤（adult T-cell leukemia/lymphoma，ATLL）。其各自特点见表18-1。

表18-1　T细胞和NK细胞淋巴瘤分类与特点

分类	特点
肠病相关性T细胞淋巴瘤	主要临床表现有发热和腹泻，十二指肠和空肠是最常受累的部位。内镜下形态通常不具有特异性，表现为多发糜烂和溃疡，有时内镜中可见增厚或结节状黏膜，狭窄和肿块相对少见。其可分为Ⅰ型和Ⅱ型。Ⅰ型继发于乳糜泻，表现为腹痛、小肠穿孔和梗阻，可见巨大肿块及坏死，其旁小肠黏膜可见萎缩。Ⅱ型并非继发于乳糜泻，但病灶处可见肿块及萎缩小肠黏膜，预后差，诊断后中位生存期为7～10个月
外周T细胞淋巴瘤和结外NK/T细胞淋巴瘤	该亚型在南美和亚洲较为多见，病灶较多位于十二指肠。内镜下可表现为溃疡型、浸润型，有时也可见多发结节型，而肿块型少见。病灶处易发生穿孔或腹膜炎。该亚型与EBV感染关系颇为密切
成人T细胞白血病/淋巴瘤	与HTLV-1感染相关，疾病进展较快，内镜下通常表现为溃疡形式，在十二指肠处有时可见黄白色息肉状改变

　　肠道NK/T细胞淋巴瘤内镜形态大多以溃疡为主（见表 18-1），因此在临床工作中有时会与其他肠道溃疡性疾病（如炎症性肠病）相混淆；除此以外，内镜形态亦可有肿块型。

总　结

　　综上所述，胃肠道淋巴瘤在临床上较为少见，并且缺乏特异性临床表现，易误诊、漏诊，易与炎症性肠病等相混淆，早期诊断较困难。不同病理类型的小肠淋巴瘤具有不同的内镜或影像学特点，在诊断过程中可对临床医师辅以提示。因而，加强内镜、影像学及病理诊断能力有助于提高疾病诊断阳性率。

参考文献

[1] Ding W, Zhao S, Wang J, et al. Gastrointestinal lymphoma in Southwest China: Subtype distribution of 1, 010 cases using the WHO (2008) classification in a single institution[J]. Acta Haematol, 2016, 135(1): 21-28.

[2] Yildirim N, Turkeli M, Akdemir MN, et al.Evaluation of 22 primary gastrointestinal lymphoma patients[J]. Eurasian J Med, 2019, 51(1): 53-56.

[3] Geramizadeh B, Keshtkar Jahromi M. Primary extranodal gastrointestinal lymphoma: A single center experience from southern Iran—report of changing epidemiology[J]. Arch Iran Med, 2014, 17(9): 638-639.

[4] Vetro C, Bonanno G, Giulietti G, et al. Rare gastrointestinal lymphomas: The endoscopic investigation[J]. World J Gastrointest Endosc, 2015, 7(10): 928-949.

[5] Yang L, Tang X, Peng X, et al. Clinical characteristics of primary intestinal NK/T cell lymphoma, nasal type: Case series and review of the literature[J]. Pathology, Research and Practice, 2018, 214(8): 1081-1086.

上海交通大学医学院附属瑞金医院
顾于蓓

Case 19

以肠梗阻入院的非典型性溃疡性结肠炎病例多学科讨论

患者，女性，62岁，因"间断腹痛2年余，加重3天"入院。

▶ **现病史**

入院前2年余，患者无明显诱因出现脐周疼痛，呈游走性，性质自己不能精确描述，每次发作持续约10分钟，疼痛可忍受，可自行缓解或排便后缓解，偶伴腹胀，无恶心、呕吐、便血等，未予以重视。后自觉腹痛程度较前加重至无法忍受，每次发作持续1～2小时且不能自行缓解，排便后无法缓解，发作频率约1～2次/日，遂就诊于外院，行肠镜见结肠黏膜炎性改变，予以对症治疗后好转出院。出院1周后，上述症状再次出现，伴呕吐胃内容物，量约50mL，再次至外院就诊行腹部CT检查后考虑肠梗阻，予以禁食、禁饮、胃肠减压、补液等对症治疗后好转出院。出院后口服益生菌，大便1次/日，多为成形软便，偶呈羊粪球状。此后，患者规律复查，自述腹痛症状较前缓解，便秘时有间断腹痛。

入院前1年，患者出现腹痛症状加重，伴恶心、呕吐，无排气、排便，外院就诊予以完善相关检查，考虑不除外克罗恩病伴肠梗阻，予以静脉激素治疗2周，后改为等量激素口服，逐渐减量至停药，好转出院。

入院前4个月，患者再次出现腹痛，程度较轻，排气后可缓解，伴腹胀，见少量暗红色血便，无黏液，无恶心、呕吐，未予以治疗。此后，患者间断出现便血，持续时间最长约3周，于我院查肠镜，考虑结肠炎伴管腔狭窄，建议住院治疗，患者拒绝。

入院前3天，患者无明显诱因出现腹痛，疼痛剧烈、无法忍受，伴腹胀、恶心、呕吐，无排气、排便。就诊于我院急诊完善腹部CT检查，考虑肠梗阻，建议住院治疗。

患者自发病以来，精神睡眠欠佳，食欲减退，小便如常，体重近 2 年下降 10kg。

▶ 既往史

患者 36 年前患肾盂肾炎，此后间断出现泌尿系感染症状。30 年前因饮水量不足、排便习惯不良等，出现排便次数减少、便不尽感，予以药物治疗。4 年前，便秘症状好转。患者无高血压、糖尿病、冠心病等其他慢性病史；无手术外伤输血史；无食物、药物过敏史；预防接种史不详。

▶ 入院检查

体格检查：T 36.5 ℃，P 67 次 / 分钟，R 15 次 / 分钟，BP 127/71mmHg，BMI 21.63kg/m²。腹软，全腹压痛，以脐周、右中腹部为重，无反跳痛、肌紧张，肝脾肋下未触及，腹部包块未及，无肝肾区叩击痛，移动性浊音（－）。血管杂音未及。肛门视诊未见明显异常，直肠指诊未及肿物，无压痛，退指指套无血染或黏液。

血常规：WBC 10.9×10^9/L，N% 82.1%，RBC 2.94×10^{12}/L，Hb 72g/L，PLT 322×10^9/L。

血生化：ALB 27g/L，ALT 11U/L，AST 14U/L，Cr 49μmol/L，Na 141mmol/L，K 3.4mmol/L。

凝血功能：FIB 4.48g/L，D- 二聚体 1114ng/mL。

肠镜检查见图 19-1。

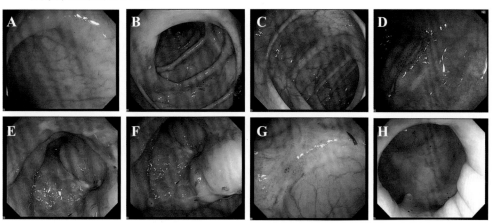

图 19-1　肠镜：回肠末段未见异常（图 A）；回盲瓣点片状出血，其对侧可见条状糜烂（图 B）；升结肠至降结肠黏膜多处出血、糜烂（图 C、D）；距肛门 58cm 结肠黏膜环周水肿充血、糜烂，伴溃疡形成，肠腔狭窄，质韧（图 E、F）；退镜至 50cm 处可见瘢痕（图 G）；余所见结直肠黏膜光滑，色泽正常，血管清晰；图 H：近肛门直肠

消化科诊治经过

入院后完善相关检查。肿瘤标志物（－）；免疫全项示IgG 502mg/dL，补体C3 66.5mg/dL，余未见明显异常。食物不耐受 IgG 抗体：鸡蛋（1 级）。大便潜血（＋＋＋），粪便钙卫蛋白 628μg/g。予以禁食、禁饮、抑酸、抗感染、静脉营养支持，纠正贫血、电解质紊乱等对症治疗，腹痛症状好转，有排气、排便后，予以半流质饮食，加用胃肠动力药及通便药。考虑患者存在结肠炎伴管腔狭窄、消化道出血，黏膜病变性质待定，根据目前临床症状、化验及影像检查，诊断尚不明确。

▶ **消化科初步诊断**

肠梗阻；消化道出血；结肠炎；贫血；低钾血症；凝血功能异常。

放射科意见

腹部增强CT检查（见图 19-2）：可见结肠肠壁增厚，于结肠脾曲管腔狭窄，管壁增厚明显，升结肠、横结肠明显扩张。

肠系膜血管CTA（见图 19-3）：肠系膜血管未见明显异常。

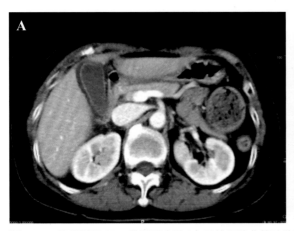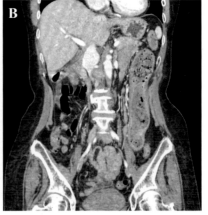

图 19-2　腹部增强 CT：横断面（图 A）示结肠脾曲管腔狭窄，管壁增厚明显，近端结肠扩张；冠状位重建图像（图 B）示结肠脾曲管壁增厚，浆膜面毛糙，近端结肠肠腔扩张，肠内容物较多

患者影像学表现显示受累肠管未见明显异常强化，周围未见明显血管增多，暂时不考虑炎症性肠病或肿瘤性病变，考虑慢性缺血致肠腔狭窄的可能性大。

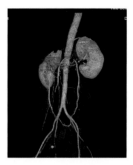

图 19-3 肠系膜血管
CTA：未见明显异常

病理科意见

活检数块结肠黏膜组织（见图 19-4），呈现多灶性隐窝结构轻度改变，提示病灶呈节段性分布；炎症相对轻，以慢性炎症为主，未见隐窝炎和隐窝脓肿；可见炎性肉芽组织，提示有溃疡形成；未见肉芽肿及血管炎。综上，活检组织虽然缺乏特异性形态学改变，但是呈现节段性黏膜慢性损伤的特点，故请临床综合考虑克罗恩病的可能性。

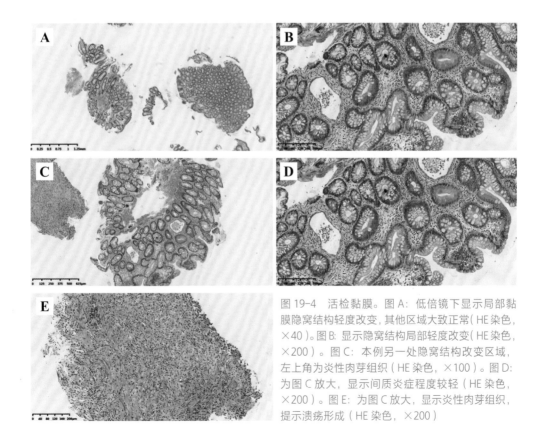

图 19-4 活检黏膜。图 A：低倍镜下显示局部黏膜隐窝结构轻度改变，其他区域大致正常（HE 染色，×40）。图 B：显示隐窝结构局部轻度改变（HE 染色，×200）。图 C：本例另一处隐窝结构改变区域，左上角为炎性肉芽组织（HE 染色，×100）。图 D：为图 C 放大，显示间质炎症程度较轻（HE 染色，×200）。图 E：为图 C 放大，显示炎性肉芽组织，提示溃疡形成（HE 染色，×200）

外科意见

患者结肠炎症伴管腔狭窄、消化道出血，经内科治疗后，肠梗阻仍反复发作，肠镜显示结肠黏膜病变范围较局限，肛门至 50cm 范围黏膜无明显异常，病因尚不明确，综合考虑其梗阻并发症，建议外科手术治疗，解除梗阻症状，根据术后病理结果明确病因，为后续治疗提供依据。

后续治疗

患者手术指征明确，由消化科转入普外科继续治疗，转科后完善术前相关评估，未见明显手术禁忌，于全麻下行手术治疗。术中见升结肠、横结肠扩张明显，肠壁水肿僵硬，降结肠缩窄，浆膜面充血、水肿明显，肠壁僵硬呈铅管状。根据术前检查及术中探查结果，行腹腔镜下结肠次全切除术、回肠末段乙状结肠侧侧吻合。

术程顺利，术后予以禁食、禁饮、静脉营养支持、补液、抗炎、止疼、化痰等对症治疗，逐渐恢复饮食，伤口按期换药，愈合良好，术后 10 天出院。出院后口服益生菌、米曲菌胰酶，未再出现腹痛、腹胀等症状，排便 1 ～ 2 次 / 日，规律门诊复查。

病理科意见

手术标本（见图 19-5）：送检肠管一段，结肠长 42cm，周径 6.5 ～ 9cm；回肠长 4cm，周径 4.5cm；距结肠断端 5cm 见一黏膜稍水肿区，长约 7.5cm；距结肠断端 12.5cm 见一黏膜平坦区，范围 9cm×3cm；距结肠断端 24cm 见两处黏膜出血区；阑尾标本，长 5.5cm，直径 0.5cm。

病理诊断（见图 19-6）：病灶呈节段性分布；病变区域显示黏膜慢性炎症伴轻度急性炎症反应及表浅溃疡形成，炎症限于黏膜层和黏膜下层，隐窝结构改变明显，隐窝炎轻微，偶见隐

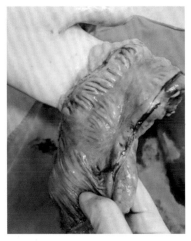

图 19-5　手术标本：切除肠管一段，见黏膜平坦区

窝脓肿；腺体失黏液分泌轻微，异型增生轻微。肠镜提示直肠豁免。诊断为非典型性溃疡性结肠炎。

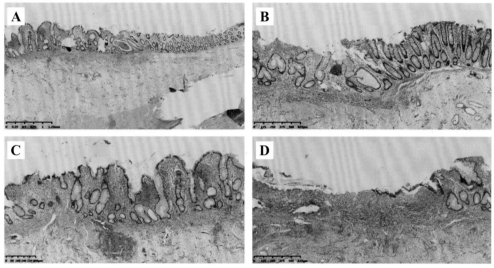

图 19-6　手术切除肠管病理。图 A：可见炎症限于黏膜及黏膜下层，病变不连续，图中左侧隐窝结构改变明显，右侧隐窝结构相对规则，中央处可见一明确隐窝脓肿（HE 染色，×40）。图 B：可见病变呈节段性分布，左侧隐窝结构异常，右侧隐窝结构相对正常（HE 染色，×100）。图 C：可见隐窝结构显著改变，固有层深部多量淋巴细胞、浆细胞浸润，急性炎症不明显，未见腺体失黏液分泌（HE 染色，×200）。图 D：显示表浅溃疡形成，同时伴上皮修复性再生（HE 染色，×200）

最终诊断

非典型性溃疡性结肠炎；肠狭窄；不完全性肠梗阻；下消化道出血。

总　结

该患者为老年女性，腹痛呈复发与缓解交替的慢性病程，既往有便秘、肾盂肾炎病史。患者间断腹痛 2 年余，多次住院治疗，症状进行性加重，伴腹胀、恶心、呕吐、便血。腹部 CT 检查示横结肠及结肠脾曲增厚伴低位肠梗阻。肠镜检查示结肠黏膜炎症性病变性质待定，伴管腔狭窄。行腹腔镜下结肠次全切除术、回肠末段乙状结肠侧侧吻合，术后恢复良好，病理提示非典型溃疡性结肠炎。

溃疡性结肠炎是一种慢性炎症性肠病，可累及结肠的任何部位，黏膜炎症从直肠开始并以连续方式向近端延伸。典型症状有血性腹泻、腹痛、大便紧迫和里急后重等。欧洲儿科胃肠病学、肝病学和营养学协会（European Society of Pediatric Gastroenterology，Hepatology，and Nutrition，ESPGHAN）专门提出了非典型溃疡性结肠炎（atypical ulcerative colitis，AUC）的几个特征，如直肠大体上看不到明显改变，但是镜下表现与典型的溃疡性结肠炎一致，活检出现斑片状病变或病理标本中缺乏典型的结构扭曲。有学者认为，在首诊未治疗的成人溃疡性结肠炎患者中，肠黏膜出现片状或节段性跳跃性病变和直肠豁免现象的并不少见。他们研究发现，在 240 例患者中，有 46 例（19.2%）在初次结肠镜检查时发现病变不连续分布，8 例（3.3%）直肠豁免（节段型溃疡性结肠炎），38 例（15.8%）除阑尾口炎症外有片状或节段性跳跃病变。总之，临床医生和病理科医生都应该充分认识非典型溃疡性结肠炎的特征，尽量减少误诊和漏诊。

参考文献

[1] Feuerstein JD, Moss AC, Farraye FA. Ulcerative Colitis[J]. Mayo Clin Proc, 2019, 94(7): 1357-1373.

[2] Levine A, Koletzko S, Turner D, et al. ESPGHAN revised porto criteria for the diagnosis of inflammatory bowel disease in children and adolescents[J]. J Pediatr Gastroenterol Nutr, 2014, 58(6): 795-806.

[3] Park SH, Yang SK, Park SK, et al. Atypical distribution of inflammation in newly diagnosed ulcerative colitis is not rare[J]. Can J Gastroenterol Hepatol, 2014, 28(3): 125-130.

天津医科大学总医院

刘 刚 宋文静 赵 新 曹晓沧

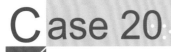

Case 20

特发性门脉高压致缺血性结肠炎病例多学科讨论

患者，男性，51岁，因"间断黏液便9个月，加重伴便血20余天"就诊。

▶ **现病史**

2018年2月，患者无明显诱因下出现大便黏液增多，伴排便不尽感，排便次数无明显变化，无腹痛、腹胀，无发热、便血，未予以治疗。

2018年5月起，出现大便次数增多，排稀便伴黏液，每日排便3～4次，当地医院给予抗菌药物（具体不详）、益生菌、蒙脱石散等治疗后，患者病情稍缓解，但仍间断反复发作。

2018年7月，患者于他院行结肠镜检查示：左半结肠粗糙增厚，降结肠壁增厚伴渗出，给予调节肠道菌群、止泻、抗炎等治疗后好转出院。此后仍间断解黏液稀便，行中医贴剂治疗，治疗期间可缓解。

2018年10月，患者就诊于西京医院消化内科，查血常规示N% 0.803，大便潜血、转铁蛋白（－），hs-CRP 1.14mg/L；凝血：D-二聚体（正常），INR 1.16；ESR 2mm/h。结肠镜检查可见降结肠至直肠肠壁肿胀，结肠黏膜粗糙不平，上覆白色黏液，以直乙交界处为重，可见结节状隆起增生，糜烂，表面发红，血管似有扩张迂曲。活检结果提示黏膜急慢性炎。腹盆腔CT检查示乙状结肠、降结肠肠壁肿胀、增厚、肠腔狭窄，周围血管影增多，考虑为炎性改变，结合糖尿病病史及腹腔静脉扩张征象，建议临床待除外缺血性肠炎的可能。胃底静脉、脾静脉迂曲扩张，腹腔静脉迂曲扩张；脾大。治疗：美沙拉秦缓释片1.0g，4次/日，口服；美沙拉秦灌肠液60mL，1次/日，保留灌肠；复方枸橼酸阿尔维林360mg，3次/日，口服；丹参片4片，3次/日，口服；益生菌制剂口服。

患者症状明显缓解。

2018 年 11 月，患者饮食不当后出现腹泻，为水样便，伴大量黏液，每日排便 10 余次。大便带血，色鲜红，血液与大便混合出现，继续前述治疗后缓解，排便次数减少，但仍为黏液稀便混合鲜红色或暗红色血液。为求进一步治疗而就诊，门诊以"肠溃疡 糖尿病 高血压"收入院。

自发病以来，患者精神、体力差，食欲、食量较前明显减低，睡眠差，体重下降 10kg，小便正常，大便如前所述。身高 175cm，体重 68kg，BMI 22kg/m²。

▶ **既往史**

高血压病史 10 年，血压最高 180/110mmHg，规律服用"非洛地平缓释片"，自诉血压控制良好；糖尿病病史 5 年，规律服用"格列美脲"，自诉血糖控制良好。个人史、家族史无殊。

▶ **入院检查**

体格检查：发育正常，营养中等，未见特殊面容，未见肝掌蜘蛛痣。腹平坦，未见胃肠型及蠕动波，未见腹壁静脉曲张。左下腹轻度压痛，无反跳痛，无肌紧张，墨菲征阴性，全腹未扪及包块，肝、脾肋下未触及。肝、肾区无叩击痛，腹部移动性浊音阴性。听诊肠鸣音正常。

▶ **辅助检查**

N% 0.803；大便潜血、转铁蛋白均为（－）；hs-CRP 1.14mg/L；凝血功能 D-二聚体（正常），INR 1.16；ESR 2mm/h；2018 年 10 月 12 日肠镜、活检提示直肠至降结肠有炎症（见图 20-1 和图 20-2）。

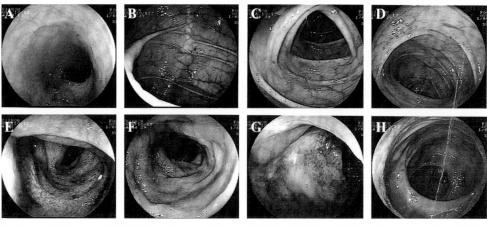

图 20-1　肠镜：全结肠黏膜光滑，呈蓝紫色改变，升结肠、横结肠可见两处溃烂，底覆白苔，周围黏膜充血水肿，取材质软。图 A：回肠末段；图 B：回盲部；图 C：升结肠；图 D：横结肠；图 E：降结肠；图 F：乙状结肠；图 G：直乙交界；图 H：直肠

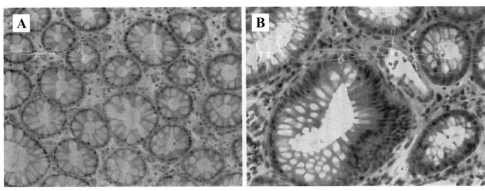

图 20-2　肠镜病理：直肠至降结肠炎炎症。图 A：隐窝形态规则，大小较一致，伴炎症细胞浸润（HE 染色，×200）；图 B：个别隐窝欠规则，间隔可见扩展的小血管（HE 染色，×400）

放射科意见

该患者存在静脉曲张，腹盆腔 CT（见图 20-3）显示乙状结肠、降结肠肠壁肿胀、增厚、肠腔狭窄，周围血管影增多，考虑为炎性改变，结合糖尿病病史及腹腔静脉扩张征象，建议临床待除外缺血性肠炎的可能；胃底静脉、脾静脉迂曲扩张，腹腔静脉迂曲扩张；脾大。

▶ 入院时病情总结

该患者为中年男性，因"间断黏液便 9 个月，加重伴便血 20 余天"入院。给予抗菌药物、益生菌、蒙脱石散等治疗，效果不佳，黏液便持续。复查肠镜示肠壁肿胀，黏膜粗糙充血，上覆白色黏液。腹盆腔 CT 提示腹腔静脉迂曲扩张，结肠部分节段肿胀增厚，周围血管影增多，脾大。给予美沙拉秦、丹参、益生菌制剂等治疗后出现鲜血便，为求继续治疗入院。查体无殊。

▶ 入院时诊断思路

该患者为中年男性，以大便次数增多并黏液便为主要表现，查体无殊。外院 INR 略高于正常值。复查肠镜提示肠壁肿胀，肠黏膜粗糙充血，可见炎性增生。腹盆腔 CT 提示腹腔静脉迂曲扩张及脾大。给予抗感染、益生菌制剂、美沙拉秦、丹参等治疗后，患者症状无明显缓解，并出现鲜血便，诊断上首先考虑静脉瘀血导致缺血所致的缺血性结肠炎，便血原因考虑瘀血合并缺血加重导致出血，亦不除外丹参的活血作用，加之对抗感染、美沙拉秦治疗反应差，暂不考虑炎症性肠病和感染性肠炎。

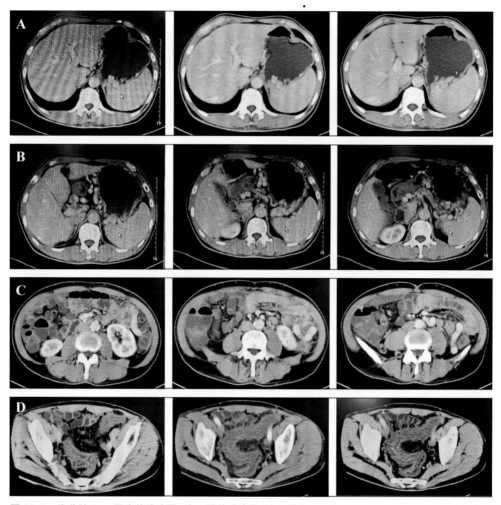

图 20-3　腹盆腔 CT：胃底静脉（图 A）、脾静脉（图 B）迂曲扩张，腹腔静脉迂曲扩张伴有脾肿大（图 C），肠道缺血（图 D）不能排除

▶ **入院初步诊断**

结肠溃疡待查；缺血性结肠炎疑似。

后续检查及处置

心电图：窦性心律，T Ⅱ，Ⅲ，aVF，V4 ～ V6 低平。尿常规：尿蛋白（＋）。大便潜血（＋），大便转铁蛋白（＋）。离子：钾 3.19mmol/L，钠 147.3mmol/L。凝血功能：FIB 4.32g/L，D- 二聚体 2750μg/L FEU，FDP 6.95μg/mL。

感染筛查：抗EBV衣壳抗体IgG（＋），抗EBV核抗体IgG（＋），嗜肺军团菌IgM（＋）；hsCRP 33.7mg/L；ESR、血常规、尿常规、肝肾功能、术前感染四项、大便培养、肠道菌群、艰难梭菌、T-SPOT未见明显异常。

2018年11月，复查肠镜（见图20-4）＋活检（见图20-5）显示：直肠至降结肠炎症、糜烂、溃疡加重，直乙结肠交界处有血管隆起改变，活检可见缺血性表现。

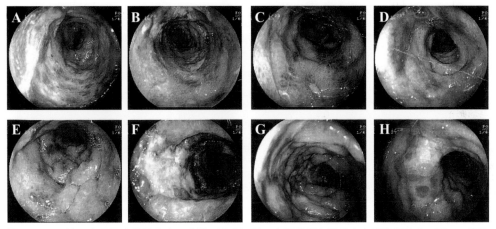

图 20-4 肠镜：直肠至降结肠炎症、糜烂、溃疡加重，直乙结肠交界处有血管隆起改变。图 A：降结肠；图 B～图 D：乙状结肠；图 E～图 G：直乙结肠交界；图 H：距肛约 15cm 处

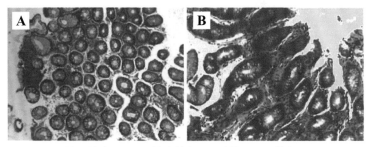

图 20-5 肠镜活检病理：可见缺血性表现。（图 A：HE 染色，×100；图 B：HE 染色，×200）

治疗上暂给予美沙拉秦缓释片 1.0g，4 次／日，口服；美沙拉秦灌肠液 60mL，1 次／日，保留灌肠；华法林 2.5mg，1 次／日，口服；益生菌制剂。治疗后，D-二聚体从 2750μg/L FEU 降至 1280μg/L FEU。患者大便次数及黏液逐渐减少。2018年12月，复查肠镜（见图 20-6）：进镜至降结肠，以上肠段未见异常，降结肠、乙状结肠可见弥漫性黏膜充血水肿，致肠腔明显狭窄，镜身通过

阻力略大，未见明显溃疡性病变。内镜诊断：左半结肠病变，缺血性肠炎治疗后改变（疑似）。

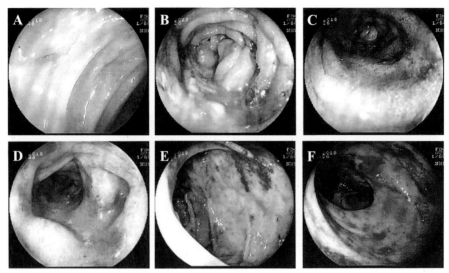

图 20-6　肠镜（2018 年 12 月）：左半结肠病变，缺血性肠炎治疗后改变（疑似），降结肠（图 A～图 C）、乙状结肠（图 D 和图 E）可见弥漫性黏膜充血水肿，直肠（图 F）见黏膜充血明显

2018 年 11 月，胃镜（见图 20-7）：可见食管胃底静脉曲张。

2018 年 11 月，肝脏超声影像和瞬时弹性成像（Fibro Scan）：肝脏硬度 5.0kPa，脂肪衰减 212dB/m。铜蓝蛋白、血清铜、血清铁、自免肝系列均正常。

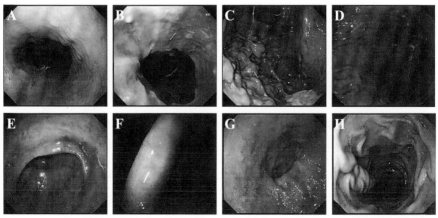

图 20-7　胃镜（2018 年 11 月）：胃底静脉曲张较为显著。图 A：食管中段；图 B：食管下段；图 C：胃底；图 D：胃体；图 E：胃窦；图 F：胃角；图 G：十二指肠球部；图 H：十二指肠降部

病理科意见

2018 年 12 月 4 日，行超声引导下肝脏穿刺活检术，术后病理回报（见图 20-8）：肝小叶结构尚可，部分汇管区纤维化，门静脉结构消失或欠清晰，可见汇管区萎缩，形态学提示非肝硬化性门脉高压（特发性门脉高压），小叶内同时可见轻度活动性肝损害，不排除药物所致。

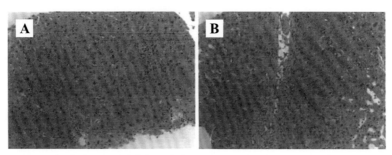

图 20-8　超声引导下肝脏穿刺活检病理：肝小叶结构尚可，部分汇管区纤维化，门静脉结构消失或欠清晰（HE 染色，×100）

多学科讨论及最终诊疗思维过程

本例患者以黏液便并大便次数增多为首发表现，完善结肠镜检查提示肠壁水肿、表面黏膜粗糙，病理示黏膜急慢性炎。予以美沙拉秦、益生菌制剂、抗感染等治疗，效果不佳，黏液血便无明显改善。完善腹部 CT 检查后发现腹腔静脉多发迂曲扩张，结肠部分节段肠壁增厚，周围血管影增加及脾大。初步诊断为缺血性肠炎，但缺血原因不明。加用丹参制剂活血治疗，但治疗过程中患者病情发生变化，出现鲜血便。进一步完善胃镜检查可见食管胃底静脉曲张，肝脏穿刺活检提示特发性门脉高压。予以华法林治疗后，患者症状改善，D-二聚体进行性下降，最终明确诊断为特发性门脉高压所致的缺血性结肠炎。

最终诊断

缺血性结肠炎；特发性门脉高压。

治疗方案

美沙拉秦缓释片 1.0g，4 次/日，口服；美沙拉秦灌肠液 60mL，1 次/日，保留灌肠；华法林 2.5mg，1 次/日，口服；益生菌制剂，口服；必要时肝移植治疗。

后续随访

患者坚持使用华法林治疗，将 INR 控制在 2.0～2.5，配合使用美沙拉秦促进黏膜修复，益生菌制剂调节肠道菌群，黏液便性状较前改善，大便次数较前减少，未再出现鲜血便情况。

总　结

该患者的诊疗难点在于其以黏液便为主要表现起病，余无不适，完善肠镜检查提示肠壁水肿、粗糙、糜烂、增生、表面血管迂曲扩张、结肠糜烂并浅溃疡形成，需要在溃疡性结肠炎、感染性肠炎、缺血性肠炎、肠结核、肠白塞病等多种疾病之间进行鉴别，需要逐步完善病理检查、影像学检查、肠道菌群分析、自身抗体、病毒系列、肿瘤标志物等多项检查。该患者在腹盆腔 CT 检查发现腹腔静脉曲张后即怀疑门静脉高压导致缺血性肠炎的可能，随后又进行胃镜和肝脏穿刺检查，最终得以诊断特发性门脉高压继发缺血性肠炎。而另一个难点在于特发性门脉高压继发缺血性结肠炎的治疗手段有限，主要依赖华法林抗凝同时预防出血，配合以黏膜保护制剂及对症支持治疗，严重的患者需要肝移植解决门脉高压。

缺血性肠病主要包括急性肠系膜缺血、慢性肠系膜缺血和缺血性结肠炎。病因及发病机制包括肠系膜动脉栓塞、肠系膜动脉血栓形成、肠系膜静脉血栓形成以及无血管性缺血。其中，缺血性结肠炎（ischemic colitis，IC）是由肠壁血液供应不足或回流受阻所导致的肠道缺血性损伤，是肠道缺血最常见的类型，最多见于非闭塞性缺血所致的肠系膜血管血流灌注不足。本例患者特发性门脉高压即属于此种情况。缺血性结肠炎好发于中老年人，主要表现为腹痛、腹泻、便血等，结肠脾曲常易受累及，因为此处血供为肠系膜上、下动脉移行部,吻合支较少,故相对较易发生缺血。降结肠是另一个易受累及的部位,因为血供主要来源于肠系膜下动脉。相较于肠系膜上动脉,肠系膜下动脉管径细小,易受血管斑块累及。诊断方面,CT是诊断缺血性结肠炎的重要手段,结肠血流灌注不足会造成肠壁不同程度水肿增厚,并且由于结肠壁从内至外分为黏膜层、黏膜下层、固有肌层和浆膜层,结肠缺血时可累及某一层或几层,其中最易累及黏膜层和黏膜下层,所以在CT增强扫描时,肠壁强化由内至外出现不同程度减弱,典型者在横断面上表现为"靶环征",又被称为"晕征"。另外有学者认为CT上增厚肠壁的黏膜层不强化,则提示黏膜层剥离或坏死,是肠壁坏死的重要征象,结合患者症状和腹部体征,往往需要急诊手术治疗。但是结肠镜加病理活检依然是诊断缺血性结肠炎的金标准,内镜下常表现为节段性结肠黏膜多发斑片状糜烂、充血、水肿、血管纹理模糊,部分患者还可出现黏膜下出血,且病变范围往往与病变肠管界限清楚。病理上可见炎症细胞浸润,黏膜下层有红细胞渗出,大量纤维素血栓和含铁血黄素细胞为特征性表现。治疗上以减轻肠道缺血损伤范围和程度为主,治疗手段包括卧床、禁食、肠外营养、抗凝、补液、扩张血管、抗感染、控制基础疾病以及对症支持治疗等。大部分患者内科保守治疗效果好,约20%的患者需要手术治疗。

特发性门脉高压是门脉高压的一种少见情况,表现为无肝脏组织学病变和门脉梗阻的门脉高压。诊断主要依靠以下4点:①门脉高压表现(食管静脉曲张、脾大、腹水、肝静脉压力梯度增加);②多普勒超声提示门脉、肝静脉血流通畅;③肝活组织检查无肝硬化;④除外引起门脉高压的其他疾病。治疗方法主要包括预防静脉出血、抗凝、肝移植。

参考文献

[1] Harki J, Plompen EP, van Noord D, et al. GI ischemia in patients with portal vein thrombosis: a prospective cohort study[J].Gastrointest Endosc, 2016, 83(3): 627-636.

[2] Mosińska P, Fichna J. Ischemic colitis: current diagnosis and treatment[J]. Curr Drug Targets, 2015, 16(3): 209-218.

[3] Chou CK, Wu RH, Mak CW, et al. Clinical significance of poor CT enhancement of the thickened small-bowel wall in patients with acute abdominal pain[J]. AJR Am J Roentgenol, 2006, 186(2): 491-498.

空军军医大学附属西京医院

董加强　苏　松　赵宏亮

陈　玲　李增山　梁　洁

Case 21
克罗恩病合并无菌性肝脓肿病例多学科讨论

患者，男性，24岁，因"间断腹痛8年，发现肝内低密度影1月余"于2016年12月26日入院。

▶ **现病史**

患者于2008年1月起无明显诱因反复出现下腹痛，加重时排气、排便减少，多次查ESR、hsCRP升高，胃镜示食管、胃及十二指肠多发溃疡；结肠镜示回肠浅溃疡，全结肠黏膜多发阿弗他溃疡；小肠镜示空回肠多发溃疡，病理示黏膜慢性炎症伴糜烂；小肠CT重建示小肠多发节段性肠壁增厚，伴黏膜异常强化，局部肠腔狭窄。诊断克罗恩病（A1L3＋4B2），先后给予美沙拉秦、泼尼松治疗，泼尼松治疗有效，减量过程中病情反复。患者于2013年9月开始接受英夫利昔单抗治疗，症状缓解。2014年4月查hsCRP 2.15mg/L，胃镜示慢性浅表性胃炎，食管、胃及十二指肠未见溃疡，结肠镜示回肠末段、结直肠黏膜未见明显异常，每8周规律输注英夫利昔单抗300mg。2015年3月，患者复查hsCRP 36.61mg/L，胃镜示十二指肠球霜斑样溃疡，结肠镜示回肠末段、结肠黏膜未见异常。予以每日加用硫唑嘌呤50mg，并将英夫利昔单抗给药间隔缩短至6周。

2016年6月，患者受凉后发热，体温最高38.8℃，伴咳黄色浓痰；胸部CT示左肺舌叶大片斑片影，边缘模糊；痰涂片可见革兰阴性杆球菌。诊断肺部感染，停用英夫利昔单抗、硫唑嘌呤，予以抗菌药物治疗后症状缓解，1个月后复查胸部CT示病变消失。2016年10月，患者腹痛较前加重，hsCRP 43.27mg/L，予以口服安素6勺每日4次、硫唑嘌呤100mg每日1次、沙利度胺每晚50mg治疗，腹痛较前缓解。

2016 年 11 月 8 日，患者无明显诱因出现一过性发热，体温最高 38℃，不伴腹痛、腹泻，无肝区不适、恶心、呕吐，无头痛、咳嗽、咳痰，大便 1～2 次/日，无黏液脓血。口服对乙酰氨基酚后退热，未再发。查血常规：WBC 8.14×10^9/L，N% 76.6%；血 ALB 34g/L，TBil 5.2μmol/L，DBil 1.7μmol/L，ALT 17U/L，ESR 10mm/h，hsCRP 13.46mg/L。2016 年 11 月 17 日，小肠CT重建（见图 21-1）：回盲部及回肠多发管壁节段性增厚伴强化，较前明显且范围增大，管腔狭窄，新见肝内多发环形强化低密度影。原发病方面，继续给予硫唑嘌呤 100mg 每日 1 次、沙利度胺每晚 50mg、美沙拉秦 1g 每日 3 次治疗。考虑肝脓肿可能性大，建议患者入院治疗；患者自觉无明显症状，推迟至 2016 年 12 月 26 日。我院以"克罗恩病（A1L3 ＋ 4B2）；肝内多发低密度灶性质待定？"收住入院。

既往史、个人史、家族史无殊。

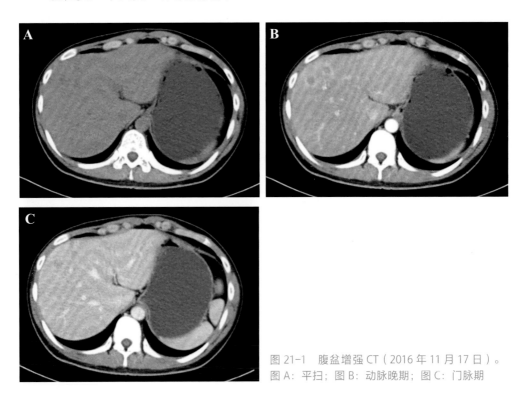

图 21-1　腹盆增强 CT（2016 年 11 月 17 日）。
图 A: 平扫；图 B: 动脉晚期；图 C: 门脉期

▶ **入院检查**

•体格检查：BMI 21.87kg/m²，生命体征平稳。面部及前胸部可见多发痤疮样皮疹，皮肤、巩膜无黄染。心律齐，无杂音。双肺呼吸音清。腹软，无压痛、反跳痛，肠鸣音 5 次/分钟，肝脾肋下、剑下未及，肝区叩击痛（－）。脊柱无畸形、压痛，四肢关节活动自如，双下肢无水肿。

• 血常规：WBC $7.18×10^9$/L，N% 72.9%；便潜血（＋）；血 ALB 35g/L，TBil 5.4μmol/L，DBil 1.8μmol/L，ALT 14U/L，hsCRP 14.06mg/L，ESR 3mm/h。2016 年 12 月 28 日复查腹盆增强 CT（见图 21-2）：回盲部及回肠多发管壁节段性增厚伴强化，管腔狭窄较前减轻，原肝内多发环形强化低密度影，新片中明显减小、减少，显示不清。

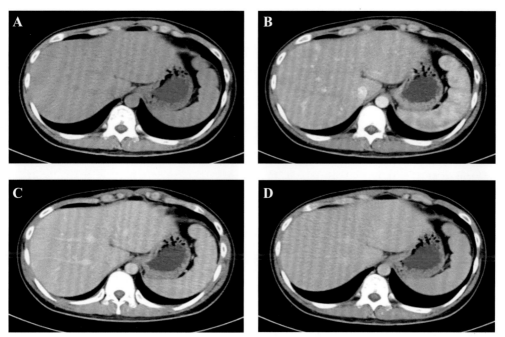

图 21-2　腹盆增强 CT（2016 年 12 月 28 日）。图 A：平扫；图 B：动脉期；图 C：门脉期；图 D：延迟期

影像科意见

患者 2016 年 11 月 17 日腹盆增强 CT 检查示：肝脏形态、大小未见明显异常，左右叶比例大致正常，肝实质密度稍低，CT 值 50.3HU，肝内多发稍低密度影，边界不清，增强后呈环形明显强化，3 期强化边缘范围未见明显改变，肝内外胆管未见明显扩张。影像学表现符合肝脓肿特点。2016 年 12 月 28 日复查腹盆增强 CT 示原肝内多发环形强化低密度影明显减小、减少、显示不清，

较前明显好转。根据影像学表现，首先考虑感染性疾病可能，患者未经抗菌药物治疗，肝脏病变伴随原发病活动度下降而减轻，还需考虑肝脏病变为炎症性肠病的肠外表现。有文献报道无菌性肝脓肿亦可见于炎症性肠病患者。此外，影像学表现还需要与类似于肝脓肿的非感染性病因相鉴别，如单纯性囊肿、坏死性肿瘤和胆汁瘤（胆汁积聚），结合患者病变影像学环形强化特征、病史及胆红素检查结果，均不考虑。

感染内科意见

肝脓肿主要需考虑感染性病因，包括细菌性、阿米巴性、真菌性、结核性肝脓肿。患者近期克罗恩病较前加重，肠黏膜屏障削弱，且免疫抑制剂应用下有感染风险，需考虑细菌性肝脓肿的可能，但患者临床无发热表现，实验室检查血常规WBC正常，炎症指标较前无动态升高，且肝脏病变未经抗菌药物治疗即自行好转，不符合细菌性肝脓肿的典型表现。此外，患者无疫区旅居史，真菌性肝脓肿在影像学上常表现为微小病变，因此阿米巴性、真菌性、结核性肝脓肿均证据不足。另需考虑非感染性肝脓肿。文献中已报道克罗恩病患者可出现无菌性肝脓肿，诊断主要依赖于病原学检查阴性，抗菌药物治疗无效，而激素等治疗原发病的药物可改善。本例患者伴随原发病减轻，肝脏病变未经抗菌药物治疗自趋缓解，故考虑无菌性肝脓肿可能性大，但确诊首先需考虑肝活检病原学检查除外感染性病因。

后续随访

患者CT检查提示病变明显好转，肝活检受限，暂无肝穿或抗感染治疗指征，予以出院，继续随诊观察。原发病方面继续肠内营养，口服沙利度胺每晚50mg、美沙拉秦1g每日3次。

2017年8月30日，查腹盆增强CT示：肝脏形态、大小未见明显异常，左右叶比例大致正常，肝实质未见明显异常密度影；原肝内多发强化低密度影在本次检查未见。

最终诊断

克罗恩病（A1L3 ＋ 4B2）；无菌性肝脓肿可能性大。

总　结

肝脓肿是克罗恩病的罕见肠外表现，发生率约为（114 ～ 297）/10 万。在部分患者可找到感染证据，并且病情可在应用抗菌药物后得到缓解，其发生可能与长期免疫抑制状态下的感染倾向以及炎症性肠病引起的肠黏膜屏障削弱有关。而部分患者则无感染证据，对抗菌药物无反应，在应用激素或其他免疫抑制药物后可缓解，称为无菌性肝脓肿，病理特征为无菌性的中性粒细胞聚集，周围有肉芽组织形成，为系统性炎症反应的表现。截至 2022 年 4 月，文献共报告 63 例克罗恩病合并无菌性肝脓肿病例。其临床表现缺乏特异性，常见表现有发热、体重减轻、腹痛和中性粒细胞计数升高等。重要特征包括以中性粒细胞为主的深部脓肿，血清学试验、血液和抽吸物培养阴性，抗菌药物治疗无效，激素伴或不伴免疫抑制剂治疗可迅速改善，放射学证据显示脓肿消退。

本例患者无发热、腹痛等肝脓肿典型临床表现，在行腹盆增强CT检查时偶然发现，仅检查前 1 周时曾出现一过性发热，另有中性粒细胞比例升高。发现肝脓肿后未行抗菌药物治疗，仅针对原发病克罗恩病继续行硫唑嘌呤、沙利度胺、美沙拉秦治疗。1 个月后复查腹盆增强CT，病灶明显减小、减少，显示不清。因此，回顾性诊断为无菌性肝脓肿可能性大。经过免疫抑制药物治疗，肝脓肿的病灶与原发克罗恩病一同得到缓解。本例患者由于错过肝活检时机，未能通过病原学检查进一步除外感染性疾病，根据临床转归做出最终诊断。这也提示临床医生，在对克罗恩病并发肝脏炎症性病变鉴别诊断时应及时进行全面评估，有助于鉴别诊断后做出治疗决策。

参考文献

[1] Mir-Madjlessi SH, McHenry MC, Farmer RG. Liver abscess in Crohn's disease. Report of four cases and review of the literature[J]. Gastroenterology, 1986, 91(4): 987-993.

[2] André MFJ, Piette JC, Kémény JL, et al. Aseptic abscesses: a study of 30 patients with or without inflammatory bowel disease and review of the literature[J]. Medicine (Baltimore), 2007, 86(3): 145-161.

[3] Dhruv S, Anwar S, Polavarapu A, et al. Recurrent aseptic liver abscesses in a patient with Crohn's disease: True infection or a Crohn's flare? [J]. Arab J Gastroenterol, 2022, 23(1): 58-60.

北京协和医院

刘新宇　李　玥

Case 22

重症难治性溃疡性结肠炎回肠储袋肛管吻合术后储袋炎病例多学科讨论

消化科病史汇报

患者，女性，39 岁，身高 160cm，体重 45kg，BMI 17.6kg/m²，因"反复脓血便 6 月余，加重伴腹痛 2 周"入院。

▶ 现病史

患者于 2015 年 5 月无明显诱因下出现黏液血便，2 ~ 3 次/日，伴食欲减退，外院胃镜示浅表性胃炎伴糜烂；2015 年 6 月，外院查肠镜提示溃疡性直肠炎，直肠黏膜充血、糜烂，见脓性分泌物，予以中药灌肠等治疗后好转。患者无口腔溃疡、肛周肿痛，无皮肤、关节、眼部等异常表现。

入院 2 周前，患者于外出旅游后出现剧烈腹痛，脓血便明显增多，达 20 ~ 30 次/日。2015 年 11 月，急诊查血常规示：WBC 23.54×10^9/L，N% 88.6%，Hb 110g/L，PLT 660×10^9/L，CRP 102.9mg/L；电解质：钠 137mmol/L，钾 2.8mmol/L，氯 98mmol/L；粪便常规：隐血（4＋），WBC 40 ~ 50/HP，RBC > 100/HP。急诊予禁食，头孢吡肟及莫西沙星抗感染，止血、营养支持治疗，患者腹泻、腹痛无明显好转，血便约 20 次/日，为求进一步诊治入院。

▶ 辅助检查

• 血常规：WBC 22.76×10^9/L，N% 91.4%，RBC 3.74×10^{12}/L，Hb 109g/L，PLT 687×10^9/L。

• 粪便常规、粪隐血筛查组合显示 RBC 10 ~ 15/HP，WBC 15 ~ 20/HP，粪隐血试验（2＋），粪便转铁蛋白阳性。

• ESR 25mm/h，CRP 100.0mg/L。

• 肾功能、肝功能：总蛋白 46.9g/L，白蛋白 20.3g/L，球蛋白 26.60g/L，前白蛋白 42.0mg/L，ALT 6.3U/L，AST 11.7U/L，γ-谷氨酰转肽酶 13.0U/L，DBil 4.5μmol/L，TBil 7.20μmol/L，尿素氮 1.90mmol/L，肌酐 52.0μmol/L，尿酸 110.00μmol/L。

•ANA、ENA、ACL、ANCA、ds-DNA 均阴性。

•肿瘤指标（—），病毒性肝炎（—），T-SPOT. TB（—），HIV、TPPA、EBV、CMV（—），CDI（—）。

•胸部 HRCT 无殊。

2015 年 11 月，行肠镜（见图 22-1）检查，肠镜插入肛门 26cm，见直肠、乙状结肠黏膜广泛充血、水肿，黏膜糜烂、脆性增加，肛门 15cm→26cm 处见多发不规则溃疡，部分呈深凿样，结肠皱襞消失，终止进镜。患者入院后诊断为溃疡性结肠炎（慢性复发型，重度，活动期，Mayo 12 分），由于肠道溃疡深大，因此考虑肠道病毒感染可能，低钾血症。患者入院后先后接受亚胺培南西司他丁钠、万古霉素、甲硝唑等抗感染，更昔洛韦抗病毒，深静脉置管补液及对症等处理后，无再发热、血便，腹痛逐渐缓解。

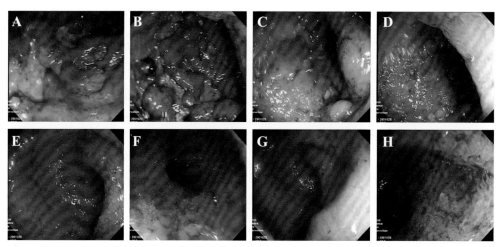

图 22-1　肠镜（2015 年 11 月）：重度溃疡性结肠炎，乙状结肠和降结肠可见深大溃疡，病毒感染不能排除。图 A：距肛门 26cm 处；图 B 和 C：乙状结肠；图 D：直乙结肠交界处；图 E～图 H：直肠

2015 年 11 月 25 日，患者出现右下肢肿胀，查 B 超示右侧股静脉完全性血栓，予加用注射用甲泼尼龙琥珀酸钠 40mg 每日 1 次（2015 年 11 月 26 日起）诱导缓解，丙种球蛋白 20g、白蛋白 10g 每日各 1 次，加用低分子肝素钙抗凝治疗，辅以利尿等处理，患者腹痛、脓血便较前缓解（3～5 次/日），但仍有发热。2015 年 12 月，患者复查肠镜（见图 22-2）：进镜至距肛门约 50cm 处，

可见较多粪便，未进一步进镜，所见结肠黏膜充血水肿，黏膜血管网消失，降结肠见大量炎性息肉样增生，黏膜片状糜烂、溃疡，直乙结肠黏膜充血水肿尤甚，可见多发糜烂、溃疡、血性分泌物。

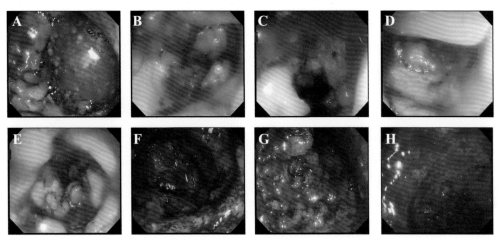

图 22-2　肠镜（2015 年 12 月）：重度溃疡性结肠炎，内镜表现较 11 月改善不明显。图 A：距肛门 26cm 处；图 B ～图 D：降结肠；图 E 和 F：乙状结肠；图 G 和 H：直肠

2015 年 12 月，加用他克莫司口服（0.1mg/kg），患者腹痛、便血进一步缓解，但数日后再次出现暗红色血便伴休克，予停抗凝药物，并予输血、生长抑素、扩容等处理后，患者出血及生命体征平稳。

2015 年 12 月，患者腹部增强 CT 显示：右侧髂外静脉 - 股浅静脉腔置管中，右侧髂外静脉内血栓仍可见，但右侧大腿根部软组织轻度肿胀伴皮下渗出较老片（2015 年 11 月 27 日）好转；门脉左、右支内血栓形成（其中右支内血栓略有缩小）。结直肠弥漫性病变，小肠可疑多节段病变。2015 年 12 月 8 日，复查 PT、D- 二聚体正常，继续予以低分子肝素钙抗凝，血糖升高，遂停用他克莫司。2015 年 12 月 15 日，患者出现经颈静脉输液不畅，颈部血管彩超提示左颈静脉血栓形成。2015 年 12 月 17 日，加用硫唑嘌呤（AZA）治疗原发病（初始剂量 50mg 隔日 1 次，12 月 23 日加至 50mg 每日 1 次，2016 年 1 月 8 日加至 75mg 每日 1 次）。因患者合并上消化道出血，腹部增强 CT 提示可疑小肠病变，为排除克罗恩病可能，拟完善经口小肠镜检查，显示球部黏膜轻度充血、水肿，黏膜稍粗糙，自球降交界起以下远端黏膜粗糙，多发性颗粒样改变，近端见两枚钛金夹，维持原溃疡性结肠炎诊断。

2016 年 1 月 6 日，行肠镜（见图 22-3）复查：进镜至降乙结肠交界处见局部黏膜息肉样或结节样增生，伴肠腔狭窄，镜身无法通过，所见直肠黏膜广泛充血、水肿，伴多发性糜烂，间隔部分疤痕样改变，直乙交界处不规则溃疡，乙状结肠黏膜散在充血、水肿，间隔黏膜疤痕。

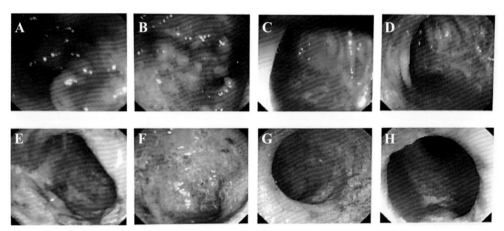

图 22-3　肠镜（2016 年 1 月 6 日）：重度溃疡性结肠炎，其中降乙结肠交界处和乙状结肠溃疡不规则伴肠腔狭窄。图 A 和 E：降乙结肠交界处；图 B 和 D：乙状结肠；图 C：降结肠；图 F 和 G：直肠；图 H：直肠－肛门

2016 年 1 月 22 日，患者接受下肢静脉造影及下腔静脉滤器植入术。1 月 26 日，复查血管 B 超提示：右下肢深静脉血栓形成（右侧股静脉及腘静脉部分管腔通畅），左下肢深静脉管腔通畅。1 月 29 日，行滤器取出术，予利伐沙班抗凝治疗数日后出现全身皮肤瘙痒而停用。用药后患者病情平稳，大便 1～2 次/日，色黄，予出院门诊随访。

2016 年 2 月 4 日，患者再次出现暗红色血便，3～4 次/日，伴晨起发热（37.5℃左右），伴腹痛，无恶心、呕吐等不适，为求进一步诊治入院。入院时，泼尼松 10mg 加用硫唑嘌呤 75mg 每日 1 次口服。排除禁忌后，先后于 2 月 24 日、3 月 9 日两次给予英夫利昔单抗治疗（300mg）；病情控制不佳，仍有腹痛、腹泻伴血便，5～7 次/日。

2016 年 3 月 21 日，肠镜（见图 22-4）复查，进镜至回肠末段，回肠末段正常，全结肠黏膜弥漫性充血水肿，见多发血痂及炎性息肉，横结肠、降结肠见多发巨大不规则溃疡，覆白苔，降乙结肠交界处肠段狭窄，内镜尚可通过，直乙结肠可见多发浅溃疡。

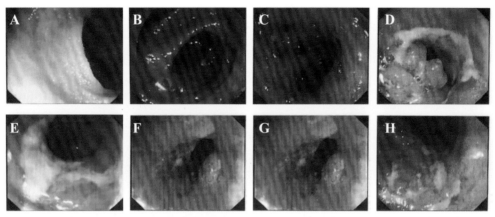

图 22-4　肠镜（2016 年 3 月 21 日）：重度溃疡性结肠炎，全结肠均受累，仅回盲部略轻。图 A：回肠末段；图 B：回盲部；图 C：升结肠；图 D：横结肠；图 E 和 F：降结肠；图 G：乙状结肠；图 H：直肠

外科意见

建议不再优化治疗，择期手术。患者于 2016 年 4 月 8 日行腹腔镜下全结直肠切除术、回肠储袋肛管吻合术（ileal pouch anal anastomosis，IPAA）、回肠造口术。术中见肠腔黏膜充血水肿伴散在出血点，肠腔内见数十枚息肉样增生，大小约 0.5cm。肠系膜未及明显肿大淋巴结，腹盆腔其他器官阴性。手术病理：（全结肠）黏膜急慢性炎伴多发性表浅溃疡形成，主要累及黏膜及黏膜下层；全层可见炎症细胞浸润，符合溃疡性结肠炎病理改变。阑尾、回盲部淋巴结 7 枚慢性炎。

术后随访

2016 年 10 月，肠镜（见图 22-5）检查发现，吻合口远端 0.5cm 处，直肠前壁可及 0.5cm 凹陷，周围黏膜质软、完整；吻合口充血，进镜至小肠储袋见黏膜充血。

外科后续随访

外科择期回纳手术，患者入院后完善各项检查，并于 2016 年 10 月 27 日

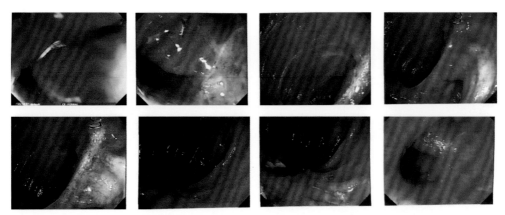

图 22-5　患者术后半年肠镜（2016 年 10 月）：肠道溃疡不明显，回肠末段可以回纳

在全身麻醉下行回肠末段回纳术。术中可见造口位于右下腹，通畅，造口附近肠管轻度充血水肿，腹膜粘连术后恢复可。2017 年 5 月，患者回肠回纳术后无腹痛、腹泻、便血不适，且体重增加，患者至该院胃肠外科规律门诊随访。

2017 年 1 月，患者开始出现腹泻，黄色黏液样便，6 ～ 7 次/日，量不多，无腹痛，伴里急后重感。患者至我院外科治疗，当时考虑为肛门狭窄，患者至该院外科规律行扩肛治疗 1 个月，但是腹泻无好转，并间断解少量血便 2 次。

消化科后续随访

2017 年 3 月，患者复查肠镜：镜身至肛门口见局部双腔样结构，沿左侧肠腔进镜至约 20cm 处，见盲端样结构，所见肠道黏膜广泛充血水肿，伴弥漫性糜烂，黏膜脆性增加，表面覆脓性分泌物，取活检组织 2 块；另一腔隙进镜至 3 ～ 4cm 处见狭窄，无法进一步插入。分别予以地塞米松及甲硝唑灌肠、环丙沙星口服、益生菌双歧三联活菌等对症治疗，腹泻仍无好转。辅以洛哌丁胺治疗，口服 2 片，每日 3 次，仍间断腹泻，多时排便 4 ～ 8 次/日，不成形，部分为水样便，无脓血便，无发热、寒战等不适主诉。

2017 年 9 月 22 日，患者下腹部CT增强显示：溃疡性结肠炎术后改变；盆腔积液，子宫饱满；盆腔积液，盆腔内多发淋巴结，部分肿大。肠镜（见图 22-6）检查：进镜至肛门 4cm 处见双腔样结构，循腔进入囊袋，插入 20cm 后见囊袋顶端，终止进镜；见黏膜广泛充血、水肿伴糜烂，退镜后插入回肠肠腔约

15cm，见黏膜广泛充血、水肿，伴多发性不规则溃疡。镜下诊断：IPAA术后储袋炎。小片肠黏膜病理：呈慢性肠炎表现。

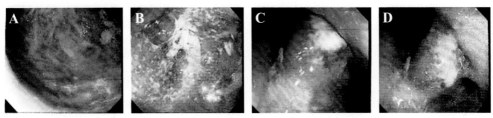

图 22-6　肠镜（2017 年 9 月 22 日）：IPAA 术后储袋炎，储袋部位伴有溃疡生成。图 A、B：囊袋；图 C、D：距肛门 4cm 处

2018 年 3—5 月，患者以布地奈德 2 片 1 次/日治疗，病情未见明显缓解，排便 10 余次/日，均为水样便；遂于 6 月 1 日再次服用美沙拉秦 2 片 4 次/日治疗原发病，症状较前略有缓解，排便 6～7 次/日，并伴有肛周疼痛，皮肤黏膜破损。患者自 2018 年 5 月起，自觉乏力、食欲减退，伴有腰部酸胀不适，门诊拟"溃疡性结肠炎术后"收治入院。2018 年 6 月 12 日，患者肠道CT检查提示"溃疡性结肠炎术后"改变，盆腔少量积液，骶前斑片影，后腹膜、盆腔多发稍大淋巴结，与 2017 年 9 月 22 日大致相仿。患者入院后，积极完善相关检查，予抗肠道炎症，洛哌丁胺止泻，益生菌调节肠道菌群，利福昔明抗肠道感染治疗，患者一般情况可，腹泻次数有所减少。2018 年 10 月 9 日予以硫唑嘌呤 50mg 1 次/日，仍有稀便 5～6 次/日。2018 年 10 月 23 日，患者急性腹痛，急诊就诊确诊为急性胰腺炎，对症治疗后恢复正常，停用硫唑嘌呤。出院后口服美沙拉秦、益生菌，仍间断腹泻，建议生物制剂治疗，患者拒绝，外院长期中药治疗。

总　结

对于需要外科治疗的溃疡性结肠炎患者，首选的手术方式是直肠结肠切除术加回肠袋肛门吻合术。储袋炎是溃疡性结肠炎手术后的非特异性炎症，是溃疡性结肠储袋手术后最常见的并发症，病因尚不清楚。储袋炎可根据病因、病程、临床病程和对抗菌药物治疗的反应进行分类。充分管理的关键因素是准确的诊断和分类，排除储袋炎的继发原因至关重要。大多数患者持续接受抗菌药物治疗，但是部分患者需要生物制剂治疗。

参考文献

[1] Kayal M, Dubinsky MC. Medical management of chronic pouch inflammation[J]. Curr Res Pharmacol Drug Discov, 2022, 3: 100095.

[2] Emile SH, Khan SM, Silva-Alvarenga E, et al. A systematic review and meta-analysis of the outcome of ileal pouch-anal anastomosis in patients with ulcerative colitis versus patients with familial adenomatous polyposis[J]. Tech Coloproctol, 2022, 26(9): 691-705. DOI: 10.1007/s10151-022-02617-w.

上海交通大学医学院附属仁济医院

戴张晗　朱明明　徐锡涛

Case 23

重度溃疡性结肠炎累及十二指肠致消化道大出血死亡病例多学科讨论

消化科病史汇报

患者，男性，63 岁，退休，因"腹痛伴血便 30 余年，再发伴加重 20 余天"于 2021 年 11 月 3 日就诊入院。

▸ **现病史**

患者于疾病初发时在当地医院接受柳氮磺嘧啶、地塞米松灌肠等治疗，治疗后症状可缓解，但反复发作，于 2011 年确诊为溃疡性结肠炎，先后在 2011年（见图 23-1）、2014 年（见图 23-2）、2020 年（见图 23-3）接受 5-氨基水杨酸和多次激素治疗后症状好转，但在院外有自行增减激素及停药行为。

2021 年 10 月 13 日，患者在家中再发腹痛及血便，于当地医院治疗后无缓解。2021 年 11 月 3 日，收入上海交通大学医学院附属瑞金医院。入院时，患者每日排便 6 ～ 7 次，为不成形黑褐色粪便，伴明显腹痛，临床评估为急性重度溃疡性结肠炎。患者既往体健，否认慢性病史及手术史，病程中体重减轻约15kg。

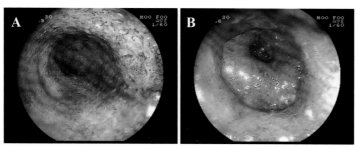

图 23-1 肠镜（2011 年 9 月 30 日）。图 A：升结肠可见黏膜糜烂、充血，连续性溃疡形成；图 B：直肠黏膜高度充血、水肿伴糜烂

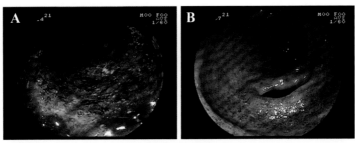

图 23-2 肠镜（2014 年 2 月 21 日）。图 A：升结肠黏膜充血、糜烂，高度水肿，可见自发性出血；图 B：回盲部黏膜充血、水肿

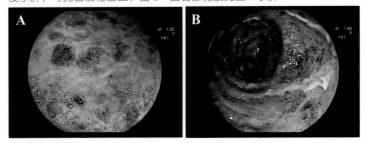

图 23-3 肠镜（2020 年 5 月 27 日）。图 A：升结肠黏膜可见部分溃疡、瘢痕和糜烂；图 B：直肠可见黏膜糜烂伴溃疡

▶ **入院检查**

• 体格检查（2021 年 11 月 3 日）

体温 36.5℃，心率 85 次 / 分钟，呼吸 18 次 / 分钟，血压 130/72mmHg，神志清，精神尚可，体重 49.1kg，BMI 为 16.9kg/m^2。营养风险筛查（nutrition risk screening，NRS）-2002 评分 5 分。腹软，脐上轻压痛，无反跳痛，肝脾肋下未及，肠鸣音约 6 次 / 分钟。

• 实验室检查（2021 年 11 月 4 日）

外周血：WBC $6.67×10^9$/L，N% 74.6%，淋巴细胞% 11.1%，Hb 127g/L，PLT $510×10^9$/L；CRP 203.4mg/ L；ESR 39mm/h；前白蛋白 61g/L，总蛋白 58g/L，白蛋白 23g/L；血钠 141mmol/L，钾 3.24mmol/L，氯 97mmol/L；凝血功能 Fg 6.6g/L，APTT 32.2s，D- 二聚体定量 1.63mg/L。

粪便常规：稀便、黄色，红细胞（3＋），白细胞满视野，虫卵（－），隐血试验（＋＋＋＋）。

余血糖、血脂、pro-BNP、自身免疫抗体、肿瘤标志物、尿常规、肌酐、尿素氮、T-SPOT. TB、肝炎病毒、EBV 及巨细胞病毒学检查、粪便培养真菌及艰难梭菌均为阴性。

内镜检查（2021 年 11 月 4 日）：评估患者为重度活动期，不适合肠道准备，实施非清洁直乙结肠镜，进镜至回肠末段。镜下（见图 23-4）可见：自直肠起至回盲部整个肠道黏膜充血、糜烂、水肿，血管纹理消失，部分表面覆白苔，部分可见修复性息肉增生；回盲部见唇形回盲瓣，开口大；进镜至回盲瓣以上约 25cm 处，见黏膜发红（大小约为 0.6cm）。内镜诊断：溃疡性结肠炎（活动性，Mayo 评分 3 分）。

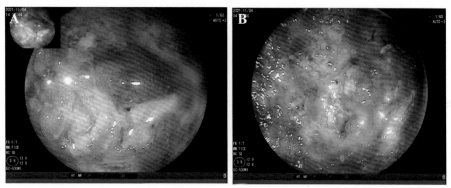

图 23-4　非清洁直乙结肠镜（2021 年 11 月 4 日）：自直肠起至乙状结肠道黏膜充血、糜烂、水肿，血管纹理消失，部分表面覆白苔，部分可见修复性息肉增生。图 A：直肠黏膜糜烂、剥脱；图 B：直肠黏膜充血、糜烂伴溃疡

影像科意见

2021 年 11 月 4 日，患者行腹部盆腔CT（见图 23-5）：结肠壁较广泛增厚，周围多发小淋巴结，部分小肠肠壁增厚模糊。诊断为溃疡性结肠炎（活动性，全结肠型）。该患者整体肠道广泛增厚，炎症较重。

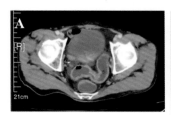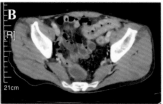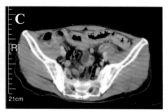

图 23-5　腹部盆腔 CT（2021 年 11 月 4 日）：结肠壁较广泛增厚，周围多发小淋巴结，部分小肠肠壁增厚模糊

内科诊疗经过

患者自 2021 年 11 月 4 日起接受注射用甲泼尼龙琥珀酸钠 40mg/d 静滴（体重 45kg）治疗，7 天后评估应答欠佳，于 11 月 12 日升级至环孢菌素 125mg/d 静脉滴注。患者入院后出现黑便 2 次。2021 年 11 月 9 日行胃镜检查示：溃疡性结肠炎十二指肠累及（小肠炎）（见图 23-6）。患者经环孢菌素联合糖皮质激素治疗 3 天后，血便、腹痛仍无明显缓解。邀请外科会诊。

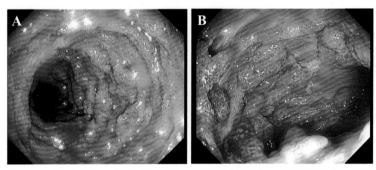

图 23-6　胃镜（2021 年 11 月 9 日）：溃疡性结肠炎十二指肠累及（小肠炎）。
图 A：十二指肠降部黏膜充血、糜烂；图 B：十二指肠降部黏膜大片剥脱

外科意见和治疗

患者全结肠炎症较重，血便、腹痛经内科治疗后无明显缓解，建议手术。2021 年 11 月 18 日，行"全结肠切除术＋回肠末段永久造口术"（见图 23-7）。

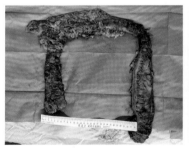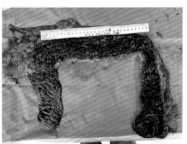

图 23-7　全结肠切除术＋回肠末段永久造口术切除肠管：全结肠受累

疾病进展

术后第 3 天（2021 年 11 月 21 日），患者造瘘口持续出现大量暗红色血便，血压下降，予以抗休克治疗。术后第 5 天（2021 年 11 月 23 日）考虑为溃疡性结肠炎小肠炎持续活动，给予注射用甲泼尼龙琥珀酸钠 60mg ＋英夫利昔单抗 200mg，患者应答欠佳，后续再予以环孢菌素 125mg 静脉使用，患者仍反复失血性休克，多次输注多种血液制品抢救治疗。术后第 30 天（2021 年 12 月 5 日），患者因失血过多临终，自动出院，于家中死亡。

最终诊断

溃疡性结肠炎（广泛结肠型、重度）；溃疡性结肠炎小肠炎；全结肠切除术后；失血性休克。

讨　论

▶ 诊断

近 20 年来，溃疡性结肠炎累及胃和十二指肠的病例陆续有报道，有学者将其称为溃疡性结肠炎相关性胃十二指肠病变（gastroduodenitis associated with UC，GDUC）。曾有报道称，在长达 54 个月的随访中，GDUC 患者并未出现克罗恩病的类似并发症，提示其具有特殊的病理特征。GDUC 内镜下表现类似于溃疡性结肠炎，表现为弥漫性浅表或深溃疡、易碎或颗粒状黏膜，组织学上表现为嗜中性粒细胞隐窝炎、隐窝脓肿和固有膜淋巴细胞及浆细胞浸润。虽没有既定的诊断标准，但在评估中通常需要排除克罗恩病、幽门螺杆菌感染以及其他疾病，如淋巴瘤和药物性十二指肠炎。溃疡性结肠炎上消化道受累的频率为 3%～7.6%。在两项大型研究中，所有 GDUC 患者都患有严重的全结肠炎或既往全直肠结肠切除术。除疾病严重程度之外，较低剂量的泼尼松龙被认为是具有统计学意义的独立风险因素。尽管重度溃疡性结肠炎患者不推荐行全结肠镜检查（因可能诱发穿孔或中毒性巨结肠等），但谨慎地行乙状结肠镜检查和活组织检查对于确定诊断，排除难辨梭状芽孢杆菌、巨细胞病毒等机会感染，评估病情严重度还是有必要的。

·药物治疗

目前，临床上治疗重度溃疡性结肠炎首选糖皮质激素，且治愈率较高。Ho等发现，糖皮质激素治疗前3天患者平均排便次数、结肠扩张、低蛋白血症是治疗失败的独立预测因素。Daperna等发现，治疗后第3天大便次数超过6次、含有血便、广泛性结肠炎、营养不良与静脉糖皮质激素治疗失败之间关联密切。Kornbluth等研究显示，患者大便次数、血便情况、CRP水平、血小板计数与糖皮质激素治疗失败有密切关联，其中血便是治疗失败的独立危险因素。国内有学者研究后认为，病程＞5年、吸烟饮酒史、入院时腹泻次数≥10次/日、既往重症发作史、Hb＜90g/L、治疗第3天大便次数≥6次、治疗后第3天仍有血便以及内镜下广泛黏膜擦伤和深凿样溃疡，可能会导致重度溃疡性结肠炎患者对糖皮质激素的治疗反应较差，甚至内镜下假象息肉、黏膜岛形成、纵行溃疡均可能与激素抵抗相关。也有研究认为，年龄因素与糖皮质激素治疗效果不佳相关。然而，约30%的重度溃疡性结肠炎患者激素治疗无效，预后严重。有报道称86%（42/49）的结肠深溃疡患者需要接受手术治疗。目前认为，400mg/d氢化可的松或60mg/d甲基泼尼松龙3～5天无效，即可判断为激素抵抗型重度溃疡性结肠炎。

目前，国内外各种处理指南均明确提出重度溃疡性结肠炎激素治疗无效时，可考虑使用环孢菌素A或英夫利昔单抗进行拯救治疗或称为二线药物治疗。对于环孢菌素A治疗剂量的研究表示，2mg/（kg·d）、3mg/（kg·d）和4mg/（kg·d）剂量组的有效率依次为78.94%、57.14%和83.33%；而不良反应的发生率分别为15.79%、48.21%和83.33%。另有对照试验表明，环孢菌素A组和英夫利昔单抗组总体治疗失败率分别为60%和54%，第7天应答率分别为85.4%和85.7%，第98天结肠切除率分别为18%和21%，差异均无统计学意义。故倾向于推荐过去未用过硫唑嘌呤者可选用环孢菌素A，过去已用硫唑嘌呤者宜选用英夫利昔单抗。此外，环孢菌素A半衰期短，血浆清除比英夫利昔单抗快，文献报道并不增加术后感染；而英夫利昔单抗半衰期长，尽管是否增加术后感染目前尚有争议，但仍需高度警惕术后发生各种感染的可能。因此，推荐可能需要结肠切除的患者首选环孢菌素A，而估计不需结肠切除者可用英夫利昔单抗，对此还需要更多循证医学证据支持。另外，对于三线拯救药物治疗，即环孢菌素和英夫利昔单抗序贯治疗的方法，目前尚需更多论证。有文献报道在2018年一例全结肠切除术后患者发生GDUC的治疗中，英夫利昔单抗是有效的。

·手术治疗

尽管环孢菌素A和英夫利昔单抗治疗后，结肠切除率在短期内可显著下降，但生物疗法在预防结肠切除方面的长期效果仍然不清楚。有研究分析了80例重度溃疡性结肠炎病例，发现接受结肠切除术后发生并发症的唯一危险因素就是术前长程的内科药物治疗，而受累病变的解剖程度也是结肠切除术的重要预测因素。

目前认为以下情况需积极考虑手术治疗。

1.激素静脉治疗无效或经过拯救治疗也无效的患者。目前，学界一致认为静脉激素治疗3天（可适当延迟至5天）或拯救治疗4~7天后需积极评估疗效。

2.有中毒性巨结肠、穿孔、内科治疗无法控制的消化道大出血等并发症的患者。

3.既往使用免疫抑制剂和英夫利昔单抗无效。全结直肠切除、回肠（储袋）肛门吻合是目前溃疡性结肠炎的标准术式，适用于大部分患者。但对于激素抵抗型重度溃疡性结肠炎患者，由于激素使用时间长，部分甚至经过环孢菌素A或英夫利昔单抗等拯救治疗，且往往合并低蛋白血症、贫血和电解质紊乱等，目前倾向于进行3期手术，即第1期行全结肠切除和回肠造口术，第2期建立储袋并与肛门吻合，第3期进行造瘘还纳。

目前，对于此类复杂病程的治疗病例报道较少。1997年有一篇病例报道报告了一例46岁女性GDUC确诊患者，药物治疗无法诱导症状缓解，后因十二指肠狭窄行十二指肠切除术，术后腹痛缓解，且结肠炎症有效控制。遗憾的是该病例最终因无法耐受十二指肠切除术创伤，在反复失血性休克中死亡。

针对该病例，在其全结肠切除术后十二指肠炎症未缓解，针对性的治疗药物或者十二指肠手术的选择及执行时机，或者是否有其他更好的治疗方案，是我们需要深入思考的问题。

参考文献

[1] Willington AJ, Taylor G, White J, et al. Gastrointestinal: ulcerative colitis-associated duodenitis[J]. J Gastroenterol Hepatol, 2018, 33(5): 973.

[2]　Rubenstein J, Sherif A, Appelman H, et al. Ulcerative colitis associated enteritis: is ulcerative colitis always confined to the colon. [J] J Clin Gastroenterol, 2004, 38(1): 46-51.

[3]　Ho GT, Mowat C, Goddard C J, et al. Predicting the outcome of severe ulcerative colitis: development of a novel risk score to aid early selection of patients for second-line medical therapy or surgery [J]. Aliment Pharmacol Ther, 2004, 19(10): 1079-87.

[4]　Kornbluth A, Sachar DB. Practice Parameters Committee of The American College Of G. Ulcerative colitis practice guidelines in adults (update): American College of Gastroenterology, Practice Parameters Committee [J]. Am J Gastroenterol, 2004, 99(7): 1371-1385.

[5]　Chakravarty BJ. Predictors and the rate of medical treatment failure in ulcerative colitis [J]. Am J Gastroenterol, 1993, 88(6): 852-855.

[6]　Laharie D, Bourreille A, Branche J, et al. Ciclosporin versus infliximab in patients with severe ulcerative colitis refractory to intravenous steroids: a parallel, open-label randomised controlled trial [J]. Lancet (London, England), 2012, 380(9857): 1909-1915.

上海交通大学医学院附属瑞金医院

顾于蓓

Case 24

嗜酸性粒细胞性胃肠炎病例多学科讨论

消化科病史汇报

患者，女性，32岁，因"左中腹痛2年余，加重伴排便减少2个月"于2021年9月入院。

▶ 现病史

2余年前，患者在无明显诱因下出现左中腹部疼痛，为针刺样痛，就诊于当地医院，完善腹部CT检查提示胰尾部饱满，胃镜及肠镜检查无异常，抗感染治疗1周后腹痛缓解。8个月前，患者无明显诱因下再次出现左中腹部疼痛，程度同前，再次经抗感染治疗后缓解。2个月前，患者无明显诱因下再发左中腹部疼痛，自诉程度较前加重，伴排气、排便减少，3~4天排少量粪便1次，有肛门坠胀感，间断发热，体温最高38.5℃，畏寒、无寒战，恶心干呕，就诊于外院，行小肠增强CT＋三维重建提示左侧中腹部肠壁增厚强化。予美沙拉秦3g/d口服，约1周后腹痛缓解，20余天后自行停药。1周前，患者无明显诱因下再次出现左中腹部疼痛，程度较前重，仍伴排气、排便减少，3~4天排便1次，腹胀明显，无便血，发热，体温最高38.5℃。患者就诊于我院并收入我科进一步诊治。

患者病来间断发热，有咳嗽，无咳痰，恶心干呕，无腹泻，无便血，无盗汗，无头晕、心慌，无胸闷、气短，反复口腔溃疡，无关节疼痛，无肛周病变，无皮疹，食欲缺乏，睡眠可，小便正常，近2个月体重下降约2.5kg。患者既往体健，否认长期用药史。

▶ 入院检查

专科查体：腹软，左中腹部压痛，伴轻度反跳痛，无肌紧张，肝脾肋下未触及，墨菲征阴性，肝肾区无叩痛，移动性浊音阴性，肠鸣音弱，约2次/分钟，双下肢无水肿。

辅助检查：

•CRP 207.00mg/L；ESR 57mm/h。

•血常规：WBC 9.4×10^9/L，N%75.4%；嗜酸性粒细胞绝对值 0.31×10^9/L，嗜酸性粒细胞百分比 3.3%；Hb 134g/L；PLT 235×10^9/L。

•便常规＋潜血未见异常。余病毒检测、免疫球蛋白、补体、抗核抗体系列、ANCA、T-SPOT. TB均为阴性。

•胸部CT：双肺散在慢性炎症。

•小肠CT（见图24-1）：十二指肠及空肠大范围管壁水肿、增厚。

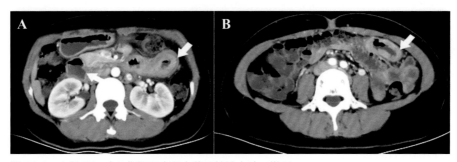

图24-1 小肠CT：十二指肠及空肠大范围管壁水肿、增厚

•小肠镜（见图24-2）：经口侧进镜约至空肠近端，所见小肠黏膜高度充血水肿，可见多发糜烂及溃疡，溃疡形态不规则，局部可见环周，管腔变形、变窄，病变以空肠近端及十二指肠水平段为重。

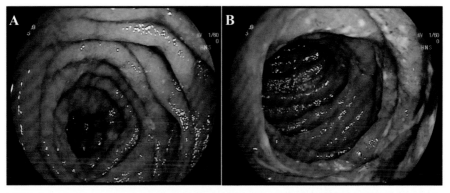

图24-2 小肠镜：空肠近端小肠黏膜高度充血水肿，可见多发糜烂及溃疡，溃疡形态不规则，局部可见环周，管腔变形、变窄

•病理（见图24-3）所见：小肠黏膜部分绒毛存在，隐窝规则，局灶见隐窝

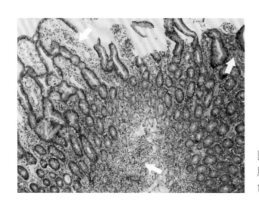

图 24-3　小肠黏膜病理（HE 染色）：（空肠）黏膜活动性炎症（中度），伴嗜酸性粒细胞浸润（白色箭头）

脓肿（脓肿以中性粒细胞为主，可见嗜酸性粒细胞），浅表固有层水肿，淋巴管扩张；黏膜全层较多炎症细胞浸润，以中性粒细胞及嗜酸性粒细胞为主，嗜酸性粒细胞 > 60 个/HP。病理诊断：（空肠）黏膜活动性炎症（中度），伴嗜酸性粒细胞浸润。

　　NO测定结果：49ppb。肺功能：中度限制性肺通气功能障碍，小气道功能中度减退。支气管舒张试验：阴性。四肢肌电图结果未见异常。

初步诊断

　　不完全肠梗阻；嗜酸性粒细胞性肠炎？

影像科意见

　　对比患者外院前两次发病及本次入院后的腹部影像，肠道受累范围无变化，均为十二指肠至上段小肠，但影像学表现无特异性，需要除外嗜酸性粒细胞胃肠炎、过敏性紫癜、系统性红斑狼疮、炎症性肠病等可能。

病理科意见

　　虽然患者外周血嗜酸性粒细胞数值正常，但镜下表现病理可诊断嗜酸性粒细胞性胃肠炎。

风湿免疫科意见

该患者为青年女性，慢性病程，近期有发热、咳嗽症状后再发腹痛，小肠镜下十二指肠至空肠上段连续性病变，肠黏膜内大量嗜酸性粒细胞浸润，且患者每次腹痛发作均伴随感染，需除外嗜酸性粒细胞肉芽肿性血管炎。患者自诉近5年反复出现咳嗽，无明显咳痰，咳嗽与季节变化、冷热空气、特殊气味有关，需明确有无咳嗽变异型哮喘，并除外血管炎。但该患者目前化验检查结果、病理不支持嗜酸性粒细胞肉芽肿性血管炎的诊断。

确定诊断

嗜酸性粒细胞性胃肠炎。

后续随访

予以糖皮质激素治疗：泼尼松30mg/d口服，并逐渐减量；治疗5月余后，复查腹部增强CT（见图24-4）及小肠镜（见图24-5）可见十二指肠及空肠管壁水肿增厚较前减轻。泼尼松减量至5mg时，患者自觉腹痛加重，再次出现排便困难，加用环磷酰胺100mg，隔日1次口服，控制病情，病情维持缓解。

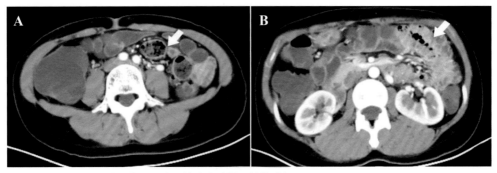

图24-4 小肠CTE：十二指肠及空肠管壁水肿增厚较前减轻

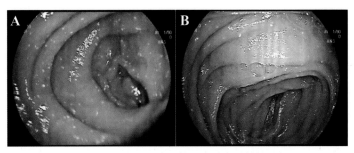

图 24-5　小肠镜：十二指肠及空肠管壁水肿增厚较前减轻

总　结

嗜酸性粒细胞性胃肠炎（eosinophilic gastroenteritis，EGE）主要是由嗜酸性粒细胞弥漫性或局限性异常浸润造成消化道损伤，其可累及食管到直肠的全部消化道。嗜酸性粒细胞性胃肠炎可发生于任何年龄段，好发年龄在 30～40 岁。目前认为炎症反应和过敏反应是该病的主要触发因素。

嗜酸性粒细胞性胃肠炎可分为三型，即黏膜型、肌层型和浆膜型。其临床表现多样且无特异性，主要取决于嗜酸性粒细胞浸润的部位、深度和范围，可表现为腹痛、腹泻、腹胀、呕吐、贫血和消瘦等。

20%～80% 的嗜酸性粒细胞性胃肠炎患者外周血嗜酸性粒细胞计数升高，且随着病情波动，嗜酸性粒细胞反复升高提示病情复发可能。约 1/3 患者在整个病程中外周血嗜酸性粒细胞计数始终正常。故外周血嗜酸性粒细胞正常不能排除嗜酸性粒细胞性胃肠炎。嗜酸性粒细胞性胃肠炎影像学表现无特异性，可见肠壁增厚、肠腔狭窄、腹腔积液、腹腔淋巴结肿大。

嗜酸性粒细胞性胃肠炎的内镜下表现无特异性，可表现为黏膜充血、出血、糜烂、溃疡。病理活检证实大量嗜酸性粒细胞浸润是诊断嗜酸性粒细胞性胃肠炎的关键，嗜酸性粒细胞 ≥ 20/HP 有助于诊断。由于病变散在分布，所以对疑诊嗜酸性粒细胞性胃肠炎的患者应多点、多次内镜下活检。活检阳性率较高的位置为十二指肠。

糖皮质激素仍是本病最主要和最有效的药物，起始剂量为 20～40mg/d 或 0.5～1mg/kg。其他药物，如免疫抑制剂（硫唑嘌呤、6-巯基嘌呤）、肥大细胞稳定剂、白三烯受体拮抗剂、组胺 H_1 受体阻滞剂、生物制剂等的疗效仍需进一步研究。

本例患者反复发病均由感染因素触发，外周血嗜酸性粒细胞始终不高，但病变部位活检证实有大量嗜酸性粒细胞浸润，故明确诊断。本病例提示我们当临床疑诊嗜酸性粒细胞性胃肠炎而外周血嗜酸性粒细胞不高时，仍应行内镜下活检及早明确诊断；根据腹部CT提示的病变部位进行重点活检对诊断帮助很大。

参考文献

[1] Gonsalves N. Eosinophilic gastrointestinal disorders[J]. Clin Rev Allergy Immunol, 2019, 57(2): 272-285.

[2] Kinoshita Y, Oouchi S, Fujisawa T. Eosinophilic gastrointestinal diseases-pathogenesis, diagnosis, and treatment[J]. Allergol Int, 2019, 68(4): 420-429.

[3] Kinoshita Y, Ishihara S. Eosinophilic gastroenteritis: epidemiology, diagnosis, and treatment[J]. Curr Opin Allergy Clin Immunol, 2020, 20(3): 311-315.

中国医科大学附属盛京医院

张亚杰　田　丰

Case 25

突发性血便病例多学科讨论

消化科病史汇报

患者，女性，33 岁，因"间断腹痛、黏液脓血便 1 月余，伴恶心、呕吐 1 周"就诊。

▶ **现病史**

2015 年 10 月，患者口服减肥药后出现腹泻，解脓性稀便，3 ～ 4 次 / 日，减肥药服用 11 天停用。2015 年 11 月，患者进食麻辣火锅及大量红辣椒，次日腹泻加重，解黏液脓血便，伴里急后重感，7 ～ 8 次 / 日，伴发热，体温最高 39℃；外院输注"头孢他啶 3g/d 及左氧氟沙星 0.4g/d" 5 天，症状未缓解，腹泻次数增加至 12 次 / 日；行结肠镜检查（见图 25-1）提示溃疡性结肠炎（全结肠活动期）。

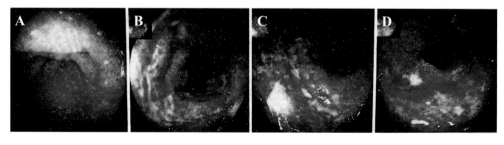

图 25-1 结肠镜（2015 年 11 月）：全结肠呈弥漫性、多发性糜烂、溃疡，可见出血及脓性分泌物附着，黏膜血管纹理消失；镜下诊断：溃疡性结肠炎（全结肠 活动期）。图 A: 回盲瓣；图 B: 横结肠；图 C: 乙状结肠；图 D: 直肠

在当地医院治疗上给予美沙拉秦 4g/d 口服用药 5 天、地塞米松 10mg/d 静推用药 3 天、氢化可的松 200mg 静滴 1 天，及对症支持治疗，症状无缓解。转上级医院，考虑溃疡性结肠炎（重度活动期），继续给了氢化可的松 200mg 静

滴用药 6 天、口服美沙拉秦及灌肠等治疗，后改为口服泼尼松 30mg/d 并逐渐减量。住院期间血常规检查提示血细胞三系减低；骨髓穿刺活检及涂片提示病态造血；腹平片示结肠充气，结肠袋消失；大便情况短暂好转后再次加重，伴发热、腹痛、恶心、呕吐。

为求进一步治疗，患者于 2015 年 12 月转至西京医院。入院时，患者精神、体力、食欲食量差，间断恶心、呕吐（呕吐剧烈时胃内容物含胆汁），间断发热（体温最高 38.9℃，无畏寒、寒战），口服泼尼松减量至 20mg/d。小便正常，体重减轻约 5kg，黏液脓血便约 6 次/日。既往史、个人史、家族史无殊。

▶ 入院查体

睑结膜稍苍白，腹平坦，腹肌软，全腹无明显压痛，无反跳痛，无肌紧张。右侧腹部移动性浊音可疑阳性。听诊肠鸣音减弱，心肺未见明显异常，双下肢无明显水肿。

▶ 入院时病情概述

患者为青年女性，起病急，主因"间断腹痛、黏液脓血便 1 月余，伴恶心、呕吐 1 周"入院。患者解脓性稀便，3 ~ 4 次/日；进食火锅及辛辣食物后腹泻、脓血便加重，7 ~ 8 次/日，伴发热、里急后重感，体温最高 39℃，给予抗感染效果不佳，肠镜检查提示溃疡性结肠炎（全结肠，活动期）。继续给予美沙拉秦及激素治疗，效果不佳。

▶ 入院时诊断思路

患者为青年女性，以脓血便为主要表现，病程重，有发热，肠镜检查提示溃疡性结肠炎（全结肠，活动期），初步诊断为溃疡性结肠炎，外院给予美沙拉秦及激素治疗效果不佳，不除外药物治疗不规范所致，入院后继续诊疗排查。

▶ 入院初步诊断

溃疡性结肠炎（初发型，广泛结肠，活动期重度）。

▶ 入院检查

血 常 规：WBC $3.16×10^9$/L，RBC $3.19×10^{12}$/L，PLT $68×10^9$/L，N% 80%，Hb 90g/L。肝功能：白蛋白 27g/L，总蛋白 42.3g/L。电解质：钠离子 128.4 mmol/L；钾离子 2.37 mmol/L，氯离子 93.1mmol/L，钙离子 1.68mmol/L。Hs-CRP 38mg/L，ESR 31mm/h。凝血功能：D-二聚体 840μg/L。肿瘤标志物：CA125 水平 57.18U/mL。大便常规：RBC（＋），WBC（3＋），潜血（＋）；大便真菌涂片：查见少量霉菌

孢子及假菌丝；大便培养：1次提示产气荚膜梭菌阳性，1次提示少量光滑球拟假丝酵母菌；粪艰难梭菌阴性；肠道菌群分析：细菌总数明显减少，菌群粪便Ⅲ度失调。IL-6 68.62pg/mL；PCT 0.155ng/mL。病毒系列：抗EBV核抗原抗体阳性，抗EBV壳抗原抗体IgG阳性；血清T-SPOT.TB：阴性；血培养：阴性。微量元素：铜、铁、镁轻度降低。自身抗体系列：抗核抗体（1∶100）弱阳性，余均阴性。血清CMV-DNA、肾功能、1,3-D葡聚糖、内毒素定量、半乳甘露聚糖、血铅均正常。腹部B超：少量腹腔积液，阑尾、肝胆胰脾未见明显异常。

放射科意见

患者腹部立位平片（见图25-2）提示：双膈下未见游离气体，局部肠管积气、扩张，中下腹可见小气液平，考虑不全性肠梗阻。

小肠CT（见图25-3）显示：结肠、乙状结肠全程肠壁轻度弥漫性增厚，降结肠僵硬狭窄呈扁条状走行，横结肠扩张明显；考虑为慢性炎性改变；空肠略肿胀；胰头、钩突部略萎缩（或为脂肪替代）；胃壁明显肿胀。

胸腹部CT显示：双侧少量胸腔积液并双下肺膨胀不全；肝内小钙化灶，脂肪肝。

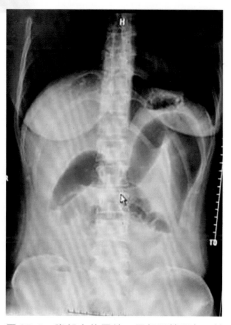

图 25-2 腹部立位平片：局部肠管积气、扩张（箭头所示），考虑不全性肠梗阻

该患者整体考虑全身性疾病。

2015年12月22日，复查结肠镜（见图25-4）：发现升结肠溃疡，乙状结肠有增生性改变。

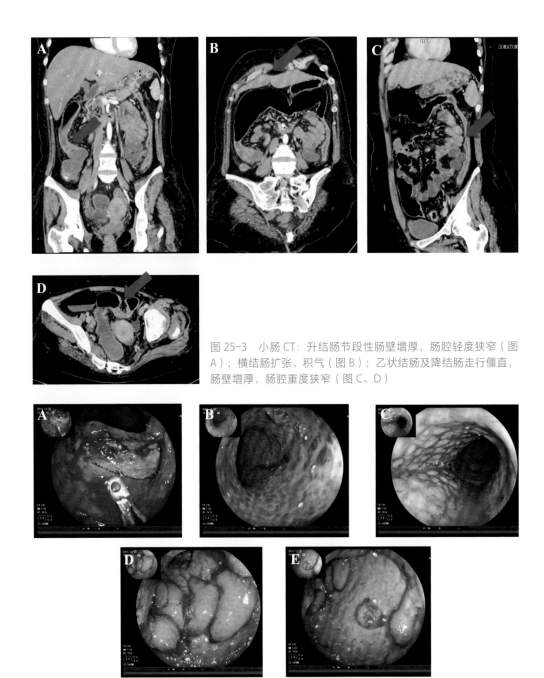

图 25-3　小肠 CT：升结肠节段性肠壁增厚，肠腔轻度狭窄（图A）；横结肠扩张、积气（图B）；乙状结肠及降结肠走行僵直，肠壁增厚，肠腔重度狭窄（图C、D）

图 25-4　结肠镜：升结肠溃疡，乙状结肠增生性改变。图A：升结肠；图B：横结肠；图C：降结肠；图D：降乙交界；图E：乙状结肠

病理科意见

　　肠镜活检病理提示溃疡性结肠炎证据不足，溃疡组织内可见较多异物成分

及肉芽肿反应，目前考虑是否是由药物引起的（见图 25-5）。

血涂片结果：可见中、晚幼粒细胞，杆状核粒细胞比例增高，可见中毒颗粒。成熟红细胞大小不均；血小板成丛或散在易见。

骨髓活检结果：骨髓红系统增生。

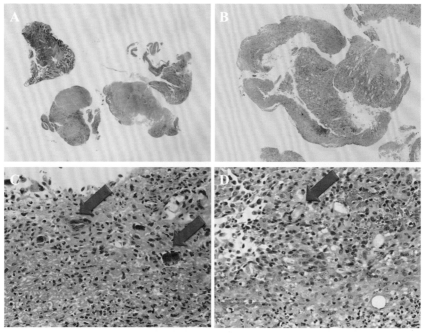

图 25-5　肠镜活检病理：溃疡组织内可见较多异物成分，异物成分周围可见肉芽肿反应（类上级细胞聚集）（箭头所指）（图 A、B：HE 染色，×40；图 C、D：HE 染色，×400）

药物不良反应研究

设计减肥药物小鼠灌肠示意见图 25-6。小鼠动物模型病理见图 25-7 和图 25-8。

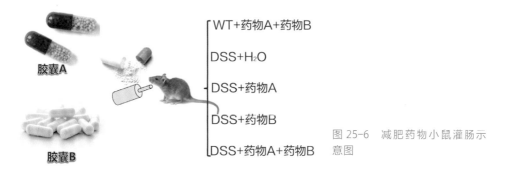

图 25-6　减肥药物小鼠灌肠示意图

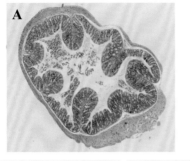
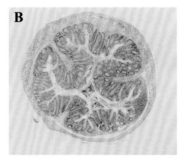
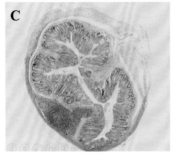
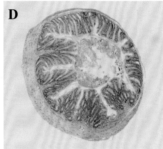
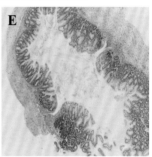

图 25-7　小鼠动物模型病理。图 A：WT+ 药物 A+ 药物 B，肠黏膜乳头状增生；图 B：DSS+H$_2$O，肠黏膜未见明显异常；图 C：DSS+ 药物 A，淋巴泡形成；图 D：DSS+ 药物 B，肠腔有黏膜液样物积聚；图 E：DSS+ 药物 A+ 药物 B，肠腔扩张，局部淋巴细胞浸润

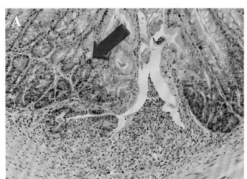
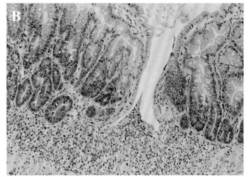

图 25-8　隐窝上皮细胞再生，可见灶性糜烂，伴急慢性炎症细胞浸润（图 A、B：HE 染色，×100 ）

多学科讨论及最终诊疗思维过程

•最终诊断思路：该患者为中年女性，服用减肥药物后出现脓血便并发热，外院肠镜检查提示溃疡性结肠炎（初发型，全结肠，重度），病理结果未见，给予激素等药物治疗，效果不佳。于我院复查肠镜并病理活检提示不支持溃疡性结肠炎诊断，进一步排除肠结核、淋巴瘤、肠白塞病等疾病后，使用动物模型对患者所服用药物进行动物造模后最终明确诊断，提示基础科研对临床实践的辅助支持作用。

鉴别诊断

溃疡性结肠炎；肠白塞病；感染性肠炎。

最终诊断

药物性肠炎。

治疗方案

胃肠减压，禁食、禁饮，患者恶心、呕吐症状好转，给予对症支持治疗，如抗感染、补充白蛋白、维持水电解质平衡、补充铁剂、保护肠黏膜、调节肠道菌群、营养支持等；置入空肠营养管，改全流无渣饮食；给予 4 次粪菌移植治疗。复查大便培养及肠道菌群正常。

后续随访

复查结肠镜（2016 年 1 月）：升结肠溃疡和乙状结肠增生恢复不明显（见图 25-9）。

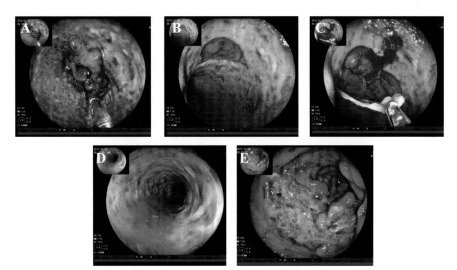

图 25-9　肠镜：升结肠溃疡和乙状结肠增生恢复不明显。图 A：升结肠；图 B 和 C：横结肠；图 D：降结肠；图 E：乙状结肠

病理科意见

肠镜活检病理结果（2016年1月）：升结肠、横结肠、乙状结肠急慢性炎，伴溃疡形成，组织细胞吞噬异物现象较前次活检明显减少（见图25-10）。

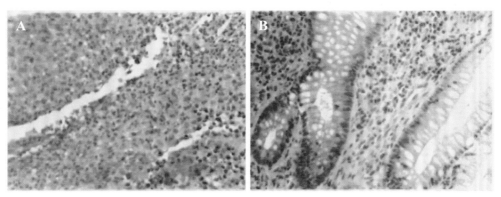

图25-10　肠镜活检病理：组织细胞吞噬异物现象较前次活检明显减少。图A：溃疡形成伴渗出坏死；图B：隐窝分支伴淋巴细胞、浆细胞、嗜酸性粒细胞浸润（HE染色，×400）

后续治疗及预后

患者出现肛周脓肿、肛周筋膜坏死，于肛肠医院行手术治疗；后续治疗以营养支持为主，共治疗近80天后，患者大便3～4次/日，糊状，间断有血便，无恶心、呕吐，无发热、寒战，呈较为稳定的状态。

总　　结

本病例诊疗主要有以下两个难点。

第一个难点是初始诊断。该患者为青年女性，以脓血便并发热为主要表现，外院肠镜提示弥漫性结肠黏膜充血、糜烂、小溃疡，早期被误诊为溃疡性结肠炎，并给予美沙拉秦、激素及对症支持治疗，效果不佳。这对患者的初始诊断提出了挑战。根据患者年龄、症状及内镜下表现，需要在溃疡性结肠炎、肠结核、肠白塞病、缺血性肠炎、感染性肠炎以及药物性肠炎等罕见病之间做出鉴别诊断。最终，通过复查肠镜并活检病理提示不支持溃疡性结肠炎诊断，完善肠道菌群分析、感染指标、T-SPOT.TB、自身抗体、抗核抗体、免疫指标、凝血功能、肿瘤标志物、小肠CT等影像学检查后，排除肠结核、肠白塞病、缺血性肠炎、感染型肠炎、淋巴瘤等诊断。进一步通过动物模型实验发现患者所服药物有明显的加重结肠炎的作用，从而最终明确诊断为药物性肠炎。

第二个难点是治疗。患者确诊后接受4次粪菌移植治疗，以纠正肠道菌群结构和功能，但是对于严重药物性结肠炎使用粪菌移植的指征、疗程、频次都还处于摸索阶段，目前尚不成熟。另外，粪菌移植治疗尚不属于常规治疗方案，大部分医院无法常规开展，限制了对这部分患者的治疗。若不采用粪菌移植治疗，仅使用对症支持治疗，则有可能无法保证治疗效果，导致病程迁延甚至病情加重。

当前药物诱导性肠炎的文献报道较少，多由抗菌药物使用造成，严重者可出现伪膜性肠炎；另有使用卡培他滨等5-FU药物造成的药物诱导性肠炎报道。药物诱导性肠炎严重者的肠道表现类似重度溃疡性结肠炎的表现，呈全结肠黏膜剥脱样改变、糜烂，在黏膜损伤的基础上合并多重感染，症状加重。主要的治疗措施有修复黏膜、维持全身状况、抗感染、维持肠道菌群平衡等。

参考文献

[1] 陈迪,陈敏,张玉洁,等.疑似溃疡性结肠炎的药物诱导性肠炎[J].中华消化杂志,2017,37(3):197-200.

[2] Panes J, Jairath V, Levesque BG. Advances in use of endoscopy, radiology, and biomarkers to monitor inflammatory bowel diseases[J]. Gastroenterology, 2017, 152(2): 362-373.

[3] 丁艺,曹进,张庆生.保健食品中非法添加物西布曲明、N-单去甲基西布曲明质控样品的研制[J].中国卫生检验杂志,2016,26(21):3075-3079.

空军军医大学附属西京医院

苏 松 赵宏亮 陈 玲

李增山 梁 洁

Case 26

溃疡性结肠炎合并原发性胆汁性胆管炎病例多学科讨论

患者，女性，49岁，因"反复脓血便20年，发现肝功能异常10年，巩膜变黄4年"于2019年1月24日入院。

▶ **现病史**

患者自1999年开始反复出现腹泻，脓血便，便次每日5次以上，外院行结肠镜检查后诊断为溃疡性结肠炎（全结肠型），予以口服泼尼松（剂量不详）及柳氮磺吡啶1g每日3次治疗，症状缓解，后泼尼松规律减量至5mg每日1次，维持至2006年12月。2006年，患者腹泻再次加重，便次每日7～8次，无便血，泼尼松加量至30mg/d后症状改善，减量至15mg/d以下则病情反复。长期维持泼尼松15mg/d，便次每日2～3次，无腹痛、便血。

2009年1月起，患者多次查体发现"ALT升高"，未重视。2015年，患者出现巩膜发黄、食欲下降、乏力，伴腹胀，自诉肝功能持续异常（不详），对症治疗症状可缓解。2018年9月，患者开始出现双侧对称性脚踝可凹性水肿，伴纳食欲减退、腹胀、腹围增加。同年11月，查WBC 7.46×10^9/L，Hb 93g/L，PLT 272×10^9/L，ALB 34.9g/L，TBil 31.3μmol/L，DBil 28.3μmol/L，ALT 152U/L，AST 111U/L，ALP 463U/L，GGT 1412U/L，凝血、肾功能正常，ESR 66mm/h，CRP 11.2mg/L，HAV抗体、乙肝五项、HCV抗体均为阴性，ANA、AMA、AMA-M2亚型、抗磷脂抗体均为阴性；腹部超声提示肝硬化、脾大；上腹部CTA提示门脉高压，侧支循环开放，食管下段轻度静脉曲张；行经皮肝脏穿刺活检术，病理考虑原发性胆汁性胆管炎（primary biliary cholangitis，PBC）或自身免疫性肝炎（autoimmune hepatitis，AIH）可能。予以熊去氧胆酸 250mg 3 次/日及泼尼松 20mg/d 治疗 1 个月，后减为甲泼尼龙 12mg/d 治疗，腹胀、脚踝水肿好转。

2018 年 11 月，患者行结肠镜检查提示回肠末段黏膜散在充血，回盲部至距肛门 25cm 处黏膜充血、水肿、糜烂，散在浅溃疡，质脆易出血，结肠袋消失，距肛门 25cm 以远乙状结肠、直肠黏膜光滑。2019 年 1 月，患者停用柳氮磺吡啶，改用美沙拉秦 500mg 4 次/日。2019 年 1 月 24 日，为进一步诊治收入我院。

▶ **既往史**

左乳良性肿物切除术后 1 年，无肝炎、结核病史。个人史、家族史无殊。

▶ **查体**

皮肤巩膜黄染，心肺查体未见明显异常，腹软，肝脾肋下未及，未及压痛、反跳痛，移动性浊音（－）。

▶ **入院检查**

血常规：WBC 5.91×10^9/L，Hb 92g/L，MCV 83.7fL，MCHC 292g/L，PLT 315×10^9/L。

生化检查：TBil 40.4μmol/L，DBil 32.6μmol/L，ALT 103U/L，AST 102U/L，ALP 426U/L，GGT 431U/L，ESR 34mm/h，hsCRP 11.91mg/L。

免疫指标：免疫球蛋白IgG 14.71g/L，IgA 6.81g/L，IgM 2.55g/L；ANA（＋）S1∶80；ANCAs：PR3-ANCA 105RU/mL；AMA、AMA-M2、抗SMA、抗LKM抗体阴性。

腹部增强CT：肝硬化、脾大、门脉高压改变；门脉及脾静脉增粗，肝脾周围多发侧支循环。

结肠镜（图 26-1）：回肠末段黏膜糜烂；盲肠、升结肠、横结肠、降结肠黏膜充血、糜烂，散在浅溃疡；乙状结肠、直肠病变相对较轻，可见溃疡瘢痕，散在小糜烂灶。黏膜活检病理符合溃疡性结肠炎诊断。

初步诊断为溃疡性结肠炎（E3，Mayo 评分 1～2 分），倒灌性回肠炎。会诊肝穿病理考虑原发性胆汁性胆管炎可能性大，予加用硫唑嘌呤 50mg 1 次/日，予氢化可的松 150mg 每 12 小时 1 次静脉滴注治疗 4 天后，继续甲泼尼龙 12mg 1 次/日维持，熊去氧胆酸 250mg 4 次/日，复查肝功能较前好转出院。

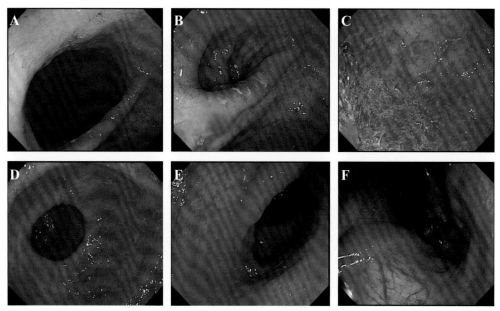

图 26-1　结肠镜检查（2019 年 2 月）。图 A：回肠末段，见点状糜烂灶、轻度充血；图 B：回盲瓣持续开放呈鱼嘴样；图 C：盲肠黏膜充血，血管纹理消失，点状糜烂；图 D：降结肠血管纹理模糊，黏膜轻度充血；图 E：乙状结肠血管纹理尚清晰，多发点状糜烂灶；图 F：直肠黏膜光滑，血管纹理清晰

病理科意见

▶ **本院结肠镜多点多部位病理活检表现**

结肠病变呈弥漫性分布特点，黏膜显急性及慢性炎，隐窝结构不规则，可见隐窝炎，盲肠、回肠末段可见隐窝脓肿，降结肠未见明确隐窝脓肿，CMV 免疫组化阴性。整体考虑符合溃疡性结肠炎治疗后表现，同时右半结肠病变较左半结肠黏膜活动性炎症明显，存在倒灌性回肠炎。

▶ **外院肝穿病理会诊**

少许肝组织结构正常，肝细胞疏松水肿，可见点灶状坏死，部分肝细胞淤胆，有界面性肝炎；汇管区纤维组织增生，小胆管轻度增生，可见淋巴细胞、浆细胞、嗜酸性粒细胞浸润。结合患者肝穿病理结果，胆管见炎症细胞浸润，考虑原发性胆汁性胆管炎可能性大。需与自身免疫性肝炎、原发性硬化性胆管炎（primary sclerosing cholangitis，PSC）相鉴别，自身免疫性肝炎多以汇管区单核细胞浸润为主，并呈现界面性肝炎的表现，一般不累及胆管系统，可能累及较多肝小叶，可见肝细胞呈玫瑰花结样结构。原发性硬化性胆管炎特别是小胆管原发性硬化性胆管炎组织病理学表现是小胆管纤维性闭塞，呈"洋葱皮"样同心圆改变。原发性硬化性胆管炎的诊断多依赖于典型的影像学特点。

影像科意见

　　患者腹部增强CT（见图26-2）显示：肝脏体积较小，肝裂增宽，肝脏边缘呈波浪状，左叶及尾叶增大，肝内可见点状及结节状致密影，肝内外胆管未见明显扩张；脾脏增大；门脉增粗，门脉主干管腔直径约13.2mm；脾静脉增粗，肝脾周围多发迂曲增粗血管影，脐静脉开放。腹部CT影像表现符合肝硬化、门脉高压特点，未见肝内外胆管扩张。影像表现未见胆管系统狭窄或扩张，因此不支持原发性硬化性胆管炎的影像诊断。

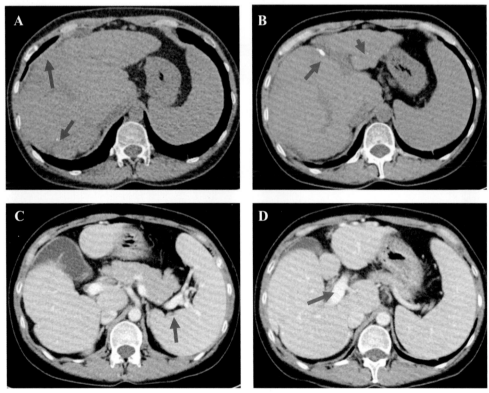

图26-2　腹部增强CT：可见肝脏体积较小，图A、B箭头所示肝脏边缘呈波浪状，肝内点状、结节状致密影，考虑为钙化灶；图C、D箭头所示可见门脉增粗，脾静脉增粗，肝脾周围多发迂曲增粗血管影

最终诊断

原发性胆汁性胆管炎。

肝硬化（Child-Pugh A级）；门脉高压；脾大；溃疡性结肠炎（慢性复发型，E3，轻中度活动）；倒灌性回肠炎。

后续随访

出院后，继续予以甲泼尼龙、硫唑嘌呤、熊去氧胆酸等治疗。患者皮肤、巩膜仍轻度发黄，间断腹泻，监测肝功能TBil 43.0～47.5μmol/L，DBil 33.7～38.0μmol/L，GGT 1196～1748U/L，ALP 305～386U/L，AST 81U/L，ALT 111～118U/L，Hb 72～76g/L。后续随访病程中先后合并巨细胞病毒（CMV）血症、急性肾盂肾炎、多发性脑梗死，多次入院予以抗感染、抗凝等治疗。2019年6月14日末次随访：患者排黄色稀糊便，每日2次，皮肤巩膜轻度黄染，继续小剂量甲泼尼龙、熊去氧胆酸、硫唑嘌呤维持治疗。

总　结

该患者为中年女性，慢性病程，隐匿起病，以腹泻、脓血便、肝功能异常和皮肤巩膜黄染为主要表现，诊断溃疡性结肠炎合并原发性胆汁性胆管炎较为明确。该患者病史20年，溃疡性结肠炎先于原发性胆汁性胆管炎10年发病，发现肝功能异常至诊断肝硬化又经历了近10年时间；溃疡性结肠炎病程迁延，广泛结肠型，存在倒灌性回肠炎，呈激素依赖、长期慢性活动状态，病程长且长期未能实现黏膜愈合的治疗目标；原发性胆汁性胆管炎临床表现隐匿，因AMA阴性，诊断依赖于肝穿活检，未能在原发性胆汁性胆管炎早期得以及时诊断，错过了最佳的治疗时机。诊断明确后，在疾病的维持治疗中需不断平衡原发病的免疫抑制治疗与感染等并发症的发生风险。

炎症性肠病是发生在消化系统的慢性、反复性炎症性疾病，可与多种自身免疫性疾病共患。原发性胆汁性胆管炎以肝内胆汁淤积性肝酶异常、AMA和（或）AMA-M2抗体阳性，以及肝硬化的症状和体征等为主要表现，可与炎症性肠病共患。两者共病病例最早在20世纪80年代被报道，相关病例呈现一定特点：以溃疡性结肠炎、女性为主，炎症性肠病多先于原发性胆汁性胆管炎发生；溃疡性结肠炎以广泛结肠型居多；可同时伴发其他自身免疫性疾病。有研究表明，炎症性肠病是原发性胆汁性胆管炎发病的高危因素。2019年，美国全国住院患者研究显示，溃疡性结肠炎患者合并原发性胆汁性胆管炎的患病率显著高于非溃疡性结肠炎患者（OR 5.037，95%CI 4.571～5.551，$P < 0.001$）。推测两者共病可能与遗传易感性及肠道菌群和代谢环境改变相关。据报道，通过全外显子组测序发现，炎症性肠病与原发性胆汁性胆管炎患者中存在部分共同的人类白细胞抗原（HLA）基因突变位点，与细胞因子及免疫细胞的活化有关。动物实验显示，革兰氏阳性细菌细胞壁成分脂磷壁酸（lipoteichoic acid，LTA）含量在结肠炎小鼠模型的肝脏汇管区上升，提示肠道细菌在炎症性肠病合并原发性胆汁性胆管炎炎症发生中的潜在机制。

结合本病例，炎症性肠病与原发性胆汁性胆管炎共患病可能存在共同的机制，亦不除外潜在因果关系。对于炎症性肠病，在病程早期，依据目前达标治疗的策略实现黏膜愈合，维持病情稳定，可能是预防部分炎症性肠病共患疾病发生的主要策略。对于炎症性肠病合并肝功能异常的患者，需要及早诊断，除外药物、病毒感染等因素，必要时可进一步通过肝活检明确诊断，在疾病早期进行治疗，避免疾病进展。

参考文献

[1] 中华医学会肝病学分会. 原发性胆汁性胆管炎的诊断和治疗指南 (2021)[J]. 中华内科杂志, 2021, 60(12): 1024-1037.

2. Tanaka A, Leung PSC, Gershwin ME. The genetics and epigenetics of primary biliary cholangitis[J]. Clin Liver Dis, 2018, 22(3): 443-455.

3. Haruta I, Hashimoto E, Shibata N, et al. Lipoteichoic acid may affect the pathogenesis of PBC-like bile duct damage and might be involved in systemic multifocal epithelial inflammations in chronic colitis-harboring TCR alpha–/–xAIM–/– mice[J]. Autoimmunity, 2007, 40(5): 372-379.

北京协和医院

戴依敏　李　玥

Case 27

穿透型克罗恩病病例多学科讨论

2018 年 7 月，患者出现右下腹痛、腹泻，可自行缓解。2018 年 12 月，患者右下腹痛加剧，腹部 CT 检查考虑阑尾炎并脓肿形成；右下腹腔回肠远端肿胀增粗，伴周围系膜渗出及腹膜炎。患者使用头孢哌酮舒巴坦抗感染治疗 1 周后好转。

2019 年 1 月起，患者反复右下腹痛、高热，使用抗菌药物后可短暂缓解。内镜检查提示回盲瓣重度狭窄，无法通过，回盲部及附近盲肠黏膜结节状增生。病理提示回盲部黏膜慢性炎，局部平滑肌组织呈瘤样增生。骨穿、T-SPOT.TB、肿瘤指标、风湿血清学指标均为阴性。2019 年 2 月，患者被诊断为克罗恩病，小肠 CT 显示回肠末段、回盲部肠管显著增厚伴黏膜面强化，相应系膜血管增粗，肠管周围蜂窝织炎、脓肿形成，累及前腹壁及膀胱壁，伴发阑尾周围炎、腹膜炎。因英夫利昔单抗治疗禁忌，使用美罗培南＋肠外营养治疗，仍有反复发热、腹痛，腹泻 3 ～ 5 次 / 日，稀糊便，右下腹痛，小便刺痛，腹压增高时明显。为进一步治疗入院。入院后查体：体温 37.7℃，心率 105 次 / 分钟，BMI 15.8kg/m^2，贫血貌，右下腹包块约为 10cm×15cm，伴压痛，反跳痛可疑阳性。感染及炎症指标：PCT 0.44ng/mL，CRP 22.2mg/L，ESR 56mm/h，FCP ＞ 1800μg/g。病原菌：尿液菌落计数 5×10^4/mL，大肠埃希菌检出。

放射科意见

患者入院后自鼻肠管注入造影剂行碘水造影（见图 27-1），可见盆腔脓腔显影。

MRE（见图 27-2）显示：空肠远段、右中下腹回肠病变，考虑炎症性肠病伴周围炎性病变，局部肠粘连聚集成团伴部分肠瘘形成，炎性病变累及腹直肌和膀胱右前壁，腹腔脓肿形成。

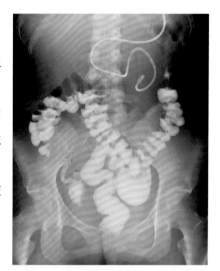

图 27-1　碘水造影：盆腔脓腔显影

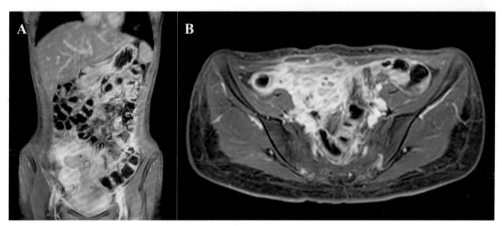

图 27-2　MRE：肠瘘。图 A 显示空肠远端、右中下腹回肠病变；图 B 显示炎症性病变累及腹直肌和膀胱右前壁，伴有腹腔脓肿

结直肠专科入院诊断

克罗恩病 A2 L1 ＋L4b B3（回肠末段瘘，回肠膀胱瘘？）CDAI 392；

腹腔脓肿，局限性腹膜炎；

蛋白质 - 能量营养不良（NRS-2002：5 分）。

外科意见

克罗恩病患者一旦出现肠瘘，内科治疗就进入感染和炎症双重夹击状态。

目前有三种可选择方案。

第一种方案：清除感染灶＋改道。克罗恩病腹腔内脓肿采取穿刺引流方案，与手术处理组相比，虽然穿刺术后克罗恩病患者有更高的腹腔脓肿复发风险，但部分患者可以避免手术。

第二种方案：切除病灶，推荐择期手术。

第三种方案：全肠内营养联合抗菌药物治疗，控制活动性感染。患者在外院使用抗菌药物6周，反复调整方案仍未能控制体温，脓腔未吸收，存在生物制剂使用禁忌。患者外院全肠内营养联合抗菌药物治疗后行碘水造影剂MRE检查（见图27-3），结果提示效果不佳，原因考虑为脓腔存在分隔。

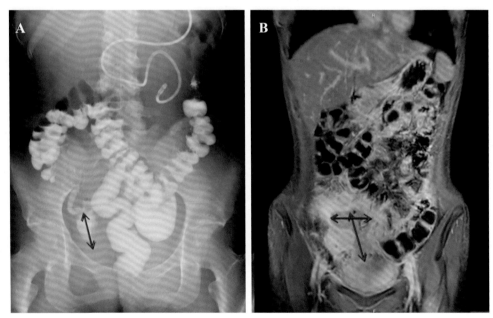

图27-3　患者全肠内营养联合抗菌药物治疗后影像学检查。图A为碘水造影图像；图B为MRE，均显示脓腔存在分隔，直径远大于2cm

后续治疗

患者入院后，立刻行B超引导下穿刺引流，同时予以生长抑素联合全肠外营养快速减少肠液出量，消除水电解质紊乱。入院2周内充分引流，腹腔感染初步得以控制，停用静脉抗菌药物，逐步恢复至全肠内营养，患者炎症消耗明显减少。患者出院后继续使用肠内营养；8周后入院继续评估，脓腔缩小，肠瘘未愈，CDAI评分＜150分，NRS2002评分1分。膀胱刺激征好转，尿常规WBC（-）。患者高考在即，拒绝手术治疗，于2019年5月接受第1次英夫利昔单抗治疗。2019年9月26日，患者完成4次英夫利昔单抗诱导缓解后碘水造影复查（见图27-4），结果显示窦道愈合，脓腔闭合。

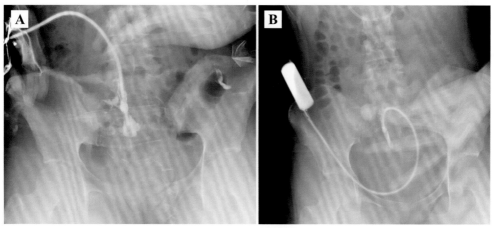

图 27-4　碘水造影（2019年9月）：窦道愈合，脓腔闭合。图 A：英夫利昔单抗用药前；图 B：英夫利昔单抗用药后

2019年10月下旬，患者腹泻次数增多，伴右下腹不适，体重不增。ESR、FCP水平升高，Hb水平下降。英夫利昔抗体73ng/mL，血药浓度＜0.4μg/mL，显示继发性失应答，调整为其他生物制剂治疗。该患者入组粪菌移植治疗后CTE检查（见图27-5）提示患者盆腔内肠管无明显扩张积液，肠壁无明显增厚及异常强化；膀胱充盈良好，壁未见异常增厚；盆腔内及两侧腹股沟区未见明显肿大淋巴结影，患者恢复良好。

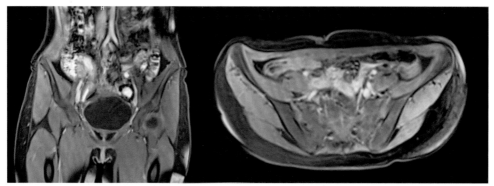

图 27-5　粪菌移植治疗后CTE检查（2019年10月）：盆腔内肠管无明显扩张积液，肠壁无明显增厚及异常强化；膀胱充盈良好，壁未见异常增厚；盆腔内及两侧腹股沟区未见明显肿大淋巴结影

总 结

克罗恩病病程迁延，临床行为复杂，治疗方案的选择受医生个人经验和患者及其家属意愿的影响极大。治疗方案的选择需充分尊重、参考现有临床研究证据。对于已经出现穿透、狭窄并发症的克罗恩病患者，应当考虑药物治疗、营养治疗、介入治疗及手术治疗。需要外科手术的克罗恩病患者有 86.7% 合并营养不良。在慢性营养不良的基础上出现脓毒症与严重外科并发症的急性、重症患者，病死率高达 3% ～ 10%。因此，克罗恩病患者的手术建议在缓解期进行，其术后并发症的发生率为 14.9%，而在活动期手术的并发症发生率可高达51.2 %。为避免短肠综合征，感染初步控制时的择期手术不推荐行广泛小肠切除，推荐只切除手术医生肉眼判断的显著病灶。

参考文献

[1] de Sire R, Nardone OM, Testa A, et al. Exclusive enteral nutrition in adult crohn's disease: an overview of clinical practice and perceived barriers[J]. Clin Exp Gastroenterol, 2021, 14: 493-501.

[2] Cunningham MF, Docherty NG, Coffey JC, et al. Postsurgical recurrence of ileal Crohn's disease: an update on risk factors and intervention points to a central role for impaired host-microflora homeostasis[J]. World J Surg, 2010, 34(7): 1615-1626.

上海同济大学附属第十人民医院

赵　笛

Case 28

回盲部溃疡病例多学科讨论

患者，男性，47岁，因"腹痛、发热"于2019年6月至上海交通大学医学院附属瑞金医院就诊。

▶ **现病史**

患者于2018年10月开始出现脐周疼痛，间歇性发作，常于晚餐后发作，持续数十分钟可自行缓解，伴有乏力、盗汗、腹胀、食欲缺乏。2019年4月，患者自觉腹痛加剧，伴有发热，体温最高39℃，自觉中下腹包块形成，包块固定伴轻度压痛，体重下降5kg。外院查T-SPOT.TB阳性，PPD（＋＋＋）。2019年6月，外院肠镜提示回盲部-升结肠溃疡伴肠腔狭窄，病理提示纤维及肉芽组织增生，局部伴退变坏死及炎性渗出，灶区可见脱落的上皮细胞；肠道CT示右下腹部回肠、回盲瓣区、回肠末段及阑尾部病变，回盲部周围及肠系膜根部多发肿大淋巴结。追问病史，患者5年内多次发生口腔溃疡，眼睑肿胀，无生殖器溃疡，无皮疹及关节痛。

▶ **体格检查**

神清，精神萎，体形消瘦（BMI 19kg/m^2），心率90次/分钟，轻度贫血貌，腹软，肠鸣音4次/分钟，右下腹可及包块，伴有轻压痛。

▶ **实验室检查**

血常规：WBC 8.28×10^9/L，N% 68.1%，Hb 117g/L，PLT 224×10^9/L。生化及电解质：前白蛋白138mg/L，白蛋白33g/L，余正常。CRP 60mg/L，ESR 20mm/h。粪常规：潜血（＋），真菌培养（－），艰难梭菌（－），寄生虫（－）。ENA和ANA全套阴性。肿瘤指标阴性。EBV、CMV、HSV：IgM均阴性，

DNA阴性。T-SPOT A抗原13，B抗原36。

▶ 影像学检查

胸部CT：左肺上叶小结节，右肺下叶肺气囊。

2019年6月结肠镜检查（见图28-1）：盲肠部位肠壁黏膜充血肿胀，可见多发颗粒样肉芽组织增生，并可见一较大溃疡型病灶，直径约2.5cm，周围黏膜轻度隆起，予以活检。

活检病理：盲肠送检组织标本大部分为坏死及溃疡组织，伴大量急慢性炎症细胞浸润，未见上皮成分。

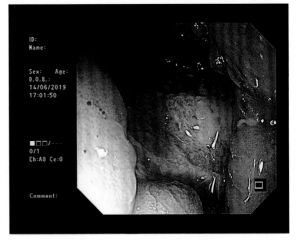

图28-1　结肠镜检查（2019年6月14日）：盲肠部位肠壁黏膜充血肿胀，可见多发颗粒样肉芽组织增生，并可见一较大溃疡型病灶，直径约2.5cm，周围黏膜轻度隆起

影像科意见

2019年6月，肠道CT检查（见图28-2）考虑回盲部及回肠末段溃疡伴炎性肉芽肿，克罗恩病、肠白塞病、肠结核均不能除外。

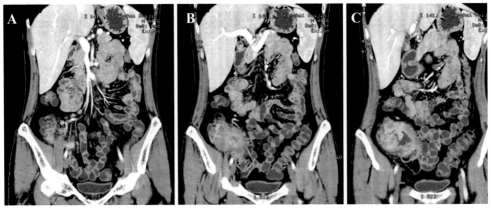

图28-2　肠道CT（2019年6月）。图A：回盲部回肠末段肠腔增厚；图B：回肠末段肠腔狭窄；图C：回肠末段肠段狭窄，肠段呈分段强化，黏膜面凹凸不平、溃疡形成，可见较大增生肉芽肿

初步诊断及治疗

该患者为中年男性，亚急性病程；有结核毒血症状（消瘦、发热），腹部包块；内镜下巨大及不规则溃疡，集中于回盲部附近；T-SPOT. TB强阳性，PPD（＋＋＋），肺部CT阴性。有诊断性抗结核指征，于2019年6月开始异烟肼＋利福平＋吡嗪酰胺＋乙胺丁醇标准四联抗结核方案，规律用药，但未按照医嘱随访。患者仍有腹痛、乏力、间断发热等症状，右下腹可及包块伴压痛，体重下降5kg。2020年5月，来院复查肠镜（见图28-3），考虑回肠末段溃疡型病灶伴瘘口形成。

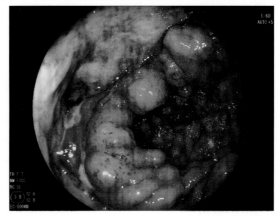

图28-3　肠镜检查（2020年5月）：回肠末段进镜约5cm，见散在多发结节样增生，表面充血、渗出；并可见一巨大溃疡，中央似有瘘口，回盲瓣变形，表面充血

后续随访和检查

患者后因个人原因拒绝药物和手术治疗，仅接受美沙拉秦口服治疗，但腹痛症状持续。患者要求监测病情变化，遂实施下述检查。肠镜（2020年10月）：回肠末段、回盲瓣结节样肉芽增生伴溃疡及窦道形成（克罗恩病首先考虑，肠结核、淋巴瘤待排）。病理：回肠末段炎性肉芽组织伴坏死渗出；回盲部黏膜慢性炎伴糜烂，肉芽组织形成，局部见可疑肉芽肿。

进一步诊断及治疗

该患者病变有进展：右下腹包块伴窦道形成，估计药物治疗效果差，无法明确诊断，不能完全排除恶性疾病，病变较为局限，预计手术可切除。2020年10月，开始鼻饲营养支持治疗，准备手术。2020年11月3日，患者于全麻下行腹腔镜下右半结肠切除术。术中探查：腹水，肝、胆、胃、胰、脾未见明显异常。回肠末段近回盲部见直径10cm溃疡型肿物，侵及浆膜（见图28-4）。于横结肠中段和距回盲部20cm回肠处行两肠管端侧吻合。

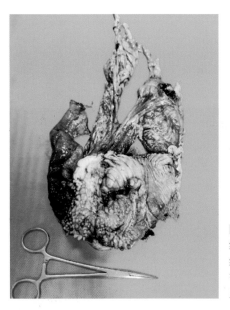

图 28-4　右半结肠切除标本：回肠长 15cm，回肠切缘直径 2cm；结肠长 16cm，结肠切缘直径 4cm；距结肠切缘 14cm 回盲部见一巨大溃疡型肿物，大小约 10cm，深度约 4cm；溃疡上游 5cm 范围内回肠黏膜面见数十枚息肉样隆起，直径 0.1～0.3cm

手术后病理科多学科讨论

　　患者右半结肠切除标本局部慢性肠炎伴溃疡、重度纤维结缔组织增生、肠壁静脉血管异常。淋巴结呈反应性增生。回肠末段溃疡部位及附近组织病理（见图 28-5）可见炎症细胞浸润，溃疡周围黏膜呈较一致结构改变（绒毛部分萎缩、隐窝伸长）。肠壁全层淋巴组织增生伴淋巴滤泡，部分区域可见隐窝炎、隐窝脓肿并小脓肿，但未见幽门腺化生及肉芽肿。黏膜下小动脉基本正常但静脉少见，有些被灶性淋巴细胞浸润所覆盖或破坏，肠壁可见散在静脉壁或周围淋巴细胞浸润，局部闭锁。肌间神经组织及纤维组织增生；浆膜下纤维组织内可见血管壁增厚，扭曲并扩张、充血。以上表现中，虽然透壁性炎症、肠壁增厚可见于克罗恩病，但其他表现缺乏；结合黏膜慢性缺血性损伤及血管改变，更符合血管病变所致慢性缺血改变（包括肠白塞病等）。未见肠结核、淋巴瘤及其他肿瘤表现。

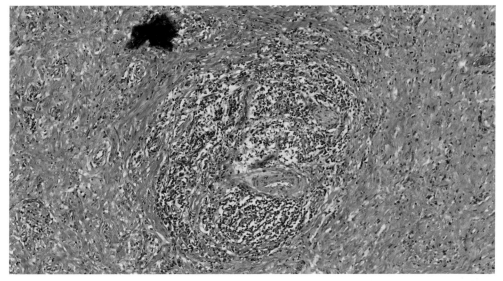

图 28-5　回肠末段溃疡部位及附近组织病理（HE 染色，×10）：肠道血管管壁增厚，扭曲、扩张、充血，炎症细胞浸润，符合血管炎表现

术后情况

术后 1 个月，患者出现腹痛，向后背部放射，伴有恶心、呕吐。增强CT提示胰头周围病变，考虑假性动脉瘤伴血肿可能，建议结合临床及数字减影血管成像（DSA）。增强CT显示胰十二指肠上动脉与明显强化影相连，肠系膜上静脉受压狭窄。2020 年 12 月 8 日，患者于局麻下行 DSA，见胃十二指肠动脉分支范围内巨大动脉瘤样病灶，行动脉瘤栓塞术。术后未再发生腹痛。后患者无腹痛，腹部包块消失，未再有发热情况，体重上升 3kg。术后嘱患者肠内营养治疗后至消化内科复诊。但患者依从性较差，术后再次失访。

2021 年 6 月，患者再次自觉腹痛，遂返回消化内科复诊。内镜复查（见图28-6）：进镜至吻合口以上回肠下段 80cm 处，见吻合口上巨大火山口样溃疡形成，大小为 2cm×3cm，基底部平坦、清洁，溃疡周边黏膜轻度结节样隆起。结合病史考虑肠白塞病吻合口复发。

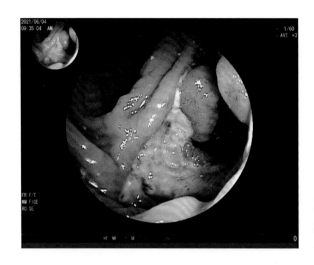

图 28-6　肠镜（2021 年 6 月）：见吻合口上巨大火山口样溃疡形成，大小为 2cm×3cm，基底部平坦、清洁，溃疡周边黏膜轻度结节样隆起

最终诊断及治疗

病情回顾：该患者手术病理显示肠道血管管壁增厚，扭曲、扩张、充血，炎症细胞浸润，符合血管炎表现。内镜下吻合口巨大火山口样溃疡形成，形态符合肠白塞病的特点。术后发现动脉瘤样病变，需考虑肠白塞病血管累及。结合患者既往史：有反复口腔溃疡，眼睑肿胀；术前肠镜：巨大类圆形溃疡；术前肠道 CT：病变局限于回盲部。

该患者最终明确诊断为肠白塞病。给予托法替布 5mg 每天 2 次治疗半年后，于 2022 年 2 月复查内镜（见图 28-7）：吻合口见溃疡愈合后疤痕，周围轻度肉芽组织增生，较前次明显好转，基本达到黏膜愈合。

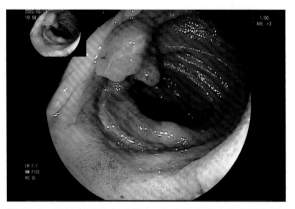

图 28-7　肠镜（2022 年 2 月）：吻合口见溃疡愈合后疤痕，周围轻度肉芽组织增生，较前次明显好转，基本达到黏膜愈合

讨　论

白塞病（Behcet's disease，BD）是一种全身性、慢性、血管炎性疾病，主

要临床表现为反复发作性口腔溃疡、生殖器溃疡、眼炎及皮肤损害，当其造成消化道病变时被称为肠白塞病。部分肠白塞病患者临床表现不典型，与克罗恩病具有相似性，鉴别诊断困难。

在日本的肠白塞病诊治共识中，其诊断标准为：① 通过内镜或X线在回盲部发现火山口样、圆形、椭圆形溃疡；根据是否存在白塞病其他表现，诊断为完全性或不完全性肠白塞病。② 排除急性阑尾炎和感染性肠炎。需要通过临床表现、内镜和影像学检查，与克罗恩病、肠结核、药物相关性肠炎相鉴别。肠白塞病内镜下可见回盲部火山口样溃疡，食管可存在圆形溃疡，这是肠白塞病的典型表现。其溃疡具有以下核心特征：孤立；大溃疡，直径 1～3cm；圆形溃疡；深溃疡；边界清晰。

完全型肠白塞病累及消化道，病变范围广，最多见于回盲部，病变性质主要为溃疡形成，若溃疡较深可累及肌层血管，并发消化道出血及巨结肠，患者最终需要接受手术治疗。

肠白塞病和克罗恩病在遗传学、发病机制、临床特征上有很多相似之处，一些专家将这两种疾病归类为单一疾病的同一类别，或同一疾病的不同谱系；也有一些专家认为它们是完全不同的疾病。尽管如此，肠白塞病和克罗恩病的治疗策略颇为相似，对轻中度肠白塞病患者可考虑 5-ASA 药物和柳氮磺吡啶（SASP）；对中重度肠白塞病患者可考虑皮质类固醇、TNF 抑制剂、JAK 抑制剂和营养支持治疗；对疑难病例可考虑手术治疗。

总　结

本例患者回盲部溃疡型病灶鉴别诊断复杂，需考虑克罗恩病、肠结核、肠白塞病、淋巴瘤等多种可能性。在鉴别诊断时需要结合病史、实验室检查、内镜特征、影像学表现、病理活检等，权衡所有证据，综合判断。需考虑诊断性治疗、多学科会诊讨论、适时手术等，以期通过较长时间的随访最终得出正确诊断。肠白塞病表现复杂，也可有狭窄、穿透性病变、消化道出血等表现，需与克罗恩病及肠结核仔细鉴别。

参考文献

[1] Valenti S, Gallizzi R, De Vivo D, et al. Intestinal Behcet and Crohn's disease: two sides of the same coin[J]. Pediatr Rheumatol Online J, 2017, 15(1): 33.

[2] Watanabe K, Tanida S, Inoue N, et al. Evidence-based diagnosis and clinical practice guidelines for intestinal Behcet's disease 2020 edited by Intractable Diseases, the Health and Labour Sciences Research Grants[J]. J Gastroenterol, 2020, 55(7): 679-700.

[3] 刘思德, 姜泊, 周殿元. 肠白塞病的内镜表现[J]. 现代消化及介入诊疗, 2004, 9(3): 188-188.

[4] Umehara Y, Kudo M, Kawasaki M. Endoscopic findings of intestinal Behcet's disease complicated with toxic megacolon[J]. Endoscopy, 2010, 42 Suppl 2: E173-E174.

[5] Kim DH, Cheon JH. Intestinal Behcet's disease: a true inflammatory bowel disease or merely an intestinal complication of systemic vasculitis?[J]. Yonsei Med J, 2016, 57(1): 22-32.

上海交通大学医学院附属瑞金医院

顾于蓓

Case 29
腹痛、腹泻、便血伴结肠狭窄病例多学科讨论

消化科病史汇报

患者，男性，55岁，因"下腹痛伴稀便半个月"入院。

▶ **现病史**

半个月前，患者进食辛辣食物后出现中下腹阵发性胀痛及绞痛，夜间及便前加重，便后缓解。解黄色稀便，每日2～3次，无血便，无黏液便，无发热。为进一步诊治收入病房。

▶ **既往史**

患者有高血压病病史10余年，血压最高150/90mmHg，现口服血管紧张素受体拮抗剂和钙离子拮抗剂降压治疗。否认糖尿病、冠心病等慢性疾病病史；否认肝炎、结核等传染性疾病病史；否认手术、输血及外伤史。

▶ **入院检查**

BP 125/80mmHg。神清语明，周身无皮疹及出血点，浅表淋巴结未触及肿大。腹平软，中下腹压痛，无反跳痛及肌紧张，移动性浊音阴性，肠鸣音4次/分钟。双下肢无水肿。

▶ **实验室检查**

WBC $7.23×10^9$/L，N% $0.25×10^9$/L，Hb 124g/L，ALB 32.4g/L，CRP 73.5g/L，FIB 5.1g/L，D-二聚体 1107μg/L，便常规＋OB正常。便培养阴性。抗双链DNA 1.2（＜0.8），余免疫指标正常。

▶ **影像学检查**

全腹CT平扫（见图29-1）：结直肠管壁弥漫增厚，周围渗出。

全腹增强CT（见图29-2）：回盲部肠壁增厚伴周围渗出较前加重。脾曲结

肠至直肠管壁弥漫增厚，肠壁不均匀强化。结肠脾曲肠壁内可见迂曲杂乱血管团。直肠、乙状结肠肠壁不均匀强化，周围脂肪间隙模糊，腹膜增厚、渗出。

肠镜（见图 29-3）：进镜达肝曲，患者不能耐受。退镜见横结肠至直肠黏膜明显水肿，未见糜烂及溃疡。

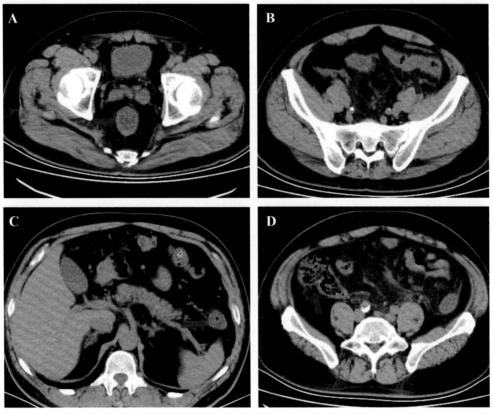

图 29-1　腹部 CT 检查。图 A：直肠管壁增厚（红色箭头所示）；图 B：乙状结肠管壁增厚伴周围渗出（红色箭头所示）；图 C：降结肠管壁增厚伴周围渗出（红色箭头所示）；图 D：回盲部管壁增厚（红色箭头所示）

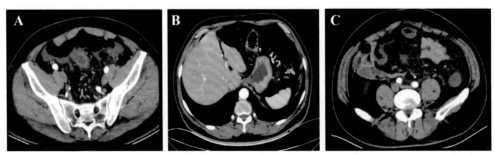

图 29-2　腹部增强 CT 检查。图 A：直乙交界处血管扩张（红色箭头所示）；图 B：结肠脾曲肠壁血管迂曲（红色箭头所示）；图 C：回盲部肠壁增厚较前加重，伴周围渗出（红色箭头所示）

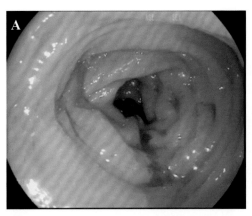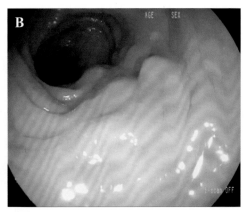

图 29-3　结肠镜：横结肠 – 直肠黏膜明显水肿，未见糜烂及溃疡。图 A：横结肠黏膜明显水肿，未见糜烂及溃疡；图 B：直肠黏膜明显水肿

▶ 初步诊断

急性过敏性肠炎可能性大。

▶ 诊治经过

患者进食辛辣食物后出现急性腹泻，无发热，便常规和便培养均为阴性，CT 和内镜可见结肠水肿增厚，未见溃疡及糜烂，故考虑急性过敏性肠炎可能性大。给予甲泼尼龙 60mg，每日 1 次，静滴。5 天后，患者腹痛、腹泻缓解，改用泼尼松 25mg/d 口服。复查腹部 CT（见图 29-4）：回盲部水

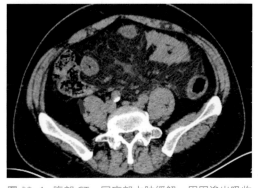

图 29-4　腹部 CT：回盲部水肿缓解，周围渗出吸收

肿缓解，周围渗出吸收；结肠脾曲至直肠管壁弥漫水肿基本同前。CRP 水平降至正常，D- 二聚体水平无明显改变。患者出院，泼尼松逐渐减量。

▶ 病情变化

出院第 1、2 周，患者排黄色成形便，每日 1～2 次，无腹痛。出院第 3 周，患者停止排便。出院第 4 周（泼尼松减量至 5mg），患者出现下腹及右上腹疼痛，夜间腹痛明显。腹泻，每日黏液便数次，便中混有少量血液。将泼尼松加量到 20mg 后，症状无好转。黏液便增加到每日 20 次。患者再次收入病房。

实验室检查：WBC 20.5×10^9/L，N% 84.5%，CRP 105mg/L，D- 二聚体

4946μg/L，K 3.30mmol/L。便常规：WBC 10 ～ 15/HP，RBC 25 ～ 30/HP。抗双链DNA阴性。艰难梭菌阳性。

腹部CT（见图 29-5）显示：结肠脾曲至直肠管壁弥漫水肿较前加重，系膜水肿，其内渗出较前增多，邻近腹膜稍厚同前。

肠镜（见图 29-6）：进镜 35cm 时前方狭窄，无法继续进镜，所见大肠黏膜高度充血水肿，质地脆，易出血，可见大量脓性分泌物，部分肠管可见较深大溃疡，肠管黏膜缺失，乙状结肠病变较重及直肠肛管周围病变较重。

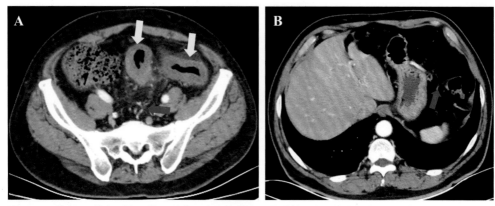

图 29-5　腹部CT检查。图 A: 结肠脾曲至直肠管壁弥漫水肿较前加重（黄色箭头所示），相应系膜水肿，其内渗出较前增多，邻近腹膜稍厚同前，直乙交界处血管扩张较前缓解（红色箭头所示）；图 B: 结肠脾曲肠壁血管迂曲较前缓解（红色箭头所示）

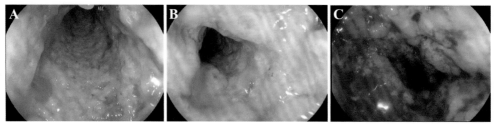

图 29-6　肠镜检查：进镜 35cm 前方狭窄，所见大肠黏膜高度充血水肿，质地脆，易出血，可见大量脓性分泌物，部分肠管可见较深大溃疡，肠管黏膜缺失，乙状结肠病变较重及直肠肛管周围病变较重

▶ 治疗经过

予以甲泼尼龙 60mg/d 静滴，万古霉素 0.5g 每 6 小时一次口服，美沙拉秦 4.0g/d 口服，美沙拉秦 4.0g/d 灌肠。患者便血加重，夜间腹痛明显，静注帕瑞昔布钠注射液（非甾体抗炎药）可减轻。入院第 10 天，患者出现双下肢紫癜，考虑不除外过敏性紫癜。甲泼尼龙加量至 80mg/d 静滴，维生素C静滴。

入院第13天，患者便血和紫癜仍无好转，便真菌培养阳性，将甲泼尼龙改为40mg/d静滴，加用环孢菌素2mg/kg每日静滴，氟康唑（首日200mg，之后100mg/d）口服。万古霉素治疗后，患者症状无好转，排除艰难梭菌感染引起临床症状加重的可能，逐渐减停万古霉素。环孢菌素静滴2天后，便次一过性减少，腹痛无缓解。患者病情复杂，治疗效果不佳，需进行多学科讨论。

影像科意见

第一次腹部增强CT检查见全结肠水肿明显，结肠脾曲壁内可见迂曲杂乱血管团，直乙交界处血管扩张，伴有腹膜炎表现。本次入院复查腹部CT，肠道病变以结肠脾曲以下为主，直肠受累。综合两次影像学改变，不除外肠道缺血的可能。患者目前直肠乙状结肠病变较前明显加重，随时有局部穿孔的可能。

病理科意见

肠黏膜活检提示大部分组织炎性坏死，见腺腔残影，残留少许黏膜组织，见隐窝变小，萎缩状，间质血管壁增厚，透明变性。免疫组化：CMV（－）；原位杂交：EBER（－）。肠黏膜见较多伪膜性炎症组织，局灶肠黏膜呈缺血性改变。

消化科意见

该患者病史短，目前诊断不清，2个月前初次治疗时应用激素治疗有效，且本次入院皮肤可见紫癜，不能除外过敏性紫癜。但患者本次入院应用激素、环孢菌素治疗无效，综合影像、病理会诊意见，不除外小血管病变所致缺血性肠病的可能。患者肠道病变范围较前缩小，但病变程度加重，停用环孢菌素，逐渐减停激素，如肠道症状进行性加重，则需要手术治疗。但患者直肠病变较重，如行手术治疗有永久性造瘘的可能。

后续诊治经过

入院第22天，患者病情无好转，复查结肠镜（见图29-7），进镜30cm，大肠黏膜充血水肿较前加重，可见大量脓性分泌物及深大溃疡，部分黏膜缺失。夜间，患者突然出现下腹剧烈疼痛。查体：右侧腹部压痛及肌紧张，无明显反跳痛。急诊复查腹部CT（见图29-8）可见腹腔游离气体，疑似乙状结肠穿孔。急诊行外科手术。术中见（见图29-9）乙状结肠和降结肠肠壁僵硬，水肿肥厚，肠腔狭窄，乙状结肠系膜对侧肠壁有一穿孔。术中诊断为降结肠及乙状结肠狭窄，乙状结肠穿孔，行左半结肠切除术、横结肠造口术。术后1周，患者腹痛缓解，无发热，无腹部体征，造瘘口通畅，出院。

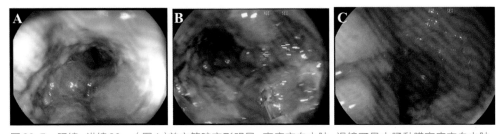

图29-7　肠镜：进镜30cm（图A）前方管腔变形明显，高度充血水肿，退镜可见大肠黏膜高度充血水肿，质地较脆，易出血，表面可见大量脓性分泌物（图B），部分肠管可见较深大溃疡（图C），肠管黏膜缺失，乙状结肠及直肠肛管周围病变较重

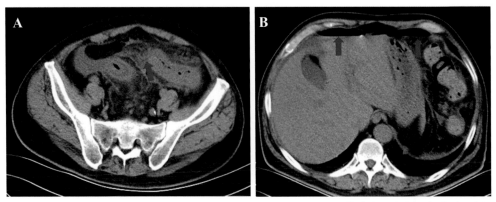

图29-8　腹部CT检查。图A：乙状结肠疑似穿孔（红色箭头所示）；图B：腹腔多发游离气体，气液平（红色箭头所示）

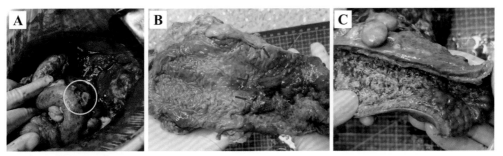

图 29-9　病变局部。图 A：乙状结肠和降结肠肠壁僵硬，乙状结肠系膜对侧肠壁有一穿孔（黄色圈处）；图 B：正常黏膜和病变黏膜的分水岭改变（红色箭头所示）；图 C：乙状结肠和降结肠肠壁增厚，肠黏膜缺失

病理科会诊意见

肠镜下（见图 29-10）可见肠壁全层（黏膜下层、肌层、浆膜及系膜）血管增生，中、小静脉壁增厚，静脉壁内膜平滑肌增生；肠壁增厚区见黏膜全部坏死脱落，溃疡形成，黏膜下水肿，见血管壁纤维蛋白沉积，在穿孔处达浆膜层；全层散在混合性炎症细胞浸润，见 2 处深溃疡穿孔；浆膜及系膜见脂肪坏死，较多组织细胞浸润。刚果红（局灶弱＋）；Masson 染色（红色）；Lambda

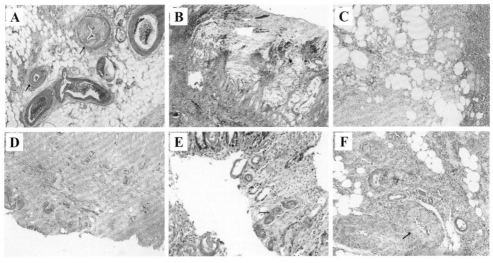

图 29-10　肠黏膜病理（Masson 染色，×200）。图 A：血管增生，中、小静脉壁增厚，壁内膜平滑肌增生（黑色箭头所示）；图 B：伪膜；图 C：系膜脂肪坏死；图 D：肠壁增厚区见黏膜全部坏死脱落，溃疡形成，黏膜下水肿；图 E：毛细血管内血栓（蓝色箭头所示）、闭塞（黄色箭头所示），内皮下纤维蛋白沉积，毛细血管"动脉化"；图 F：黏膜下增厚的静脉（黑色箭头所示）

（一）；Kappa（一）（见图 29-11）。病理诊断：（左半结肠）特发性肠系膜静脉肌内膜增生，伴肠黏膜重度缺血坏死、穿孔。

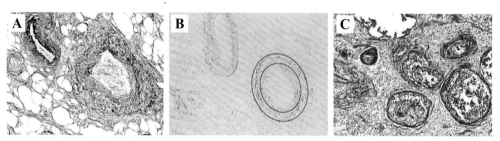

图 29-11　免疫病理（×200）。图 A: 弹力纤维特殊染色（一）；图 B: Desmin 免疫组化（＋）；图 C: Masson 染色（红色）

出院诊断

缺血性肠病。
特发性肠系膜静脉肌内膜增生。

后续随访

出院后 2 个月电话随访，患者进食正常，无腹痛、腹胀，造瘘口排便正常，体重增长 7kg。

总　结

特发性肠系膜静脉肌内膜增生是一种罕见的肠道缺血性疾病，以肠系膜静脉管壁增厚为病理基础，导致对应肠管呈现非炎性、非血栓闭塞性的缺血性肠炎。病变可以发生在结肠和小肠的任何部位，但是以结肠最多见。Li 等新发表的综述统计了自 1991 年以米报道的 70 例病例，其中累及直肠、乙状结肠的有 22 例，累及乙状结肠到降结肠的有 13 例，直肠到降结肠的有 9 例，乙状结肠的有 9 例，由此可见乙状结肠是病变的好发部位。

该病病因不清，目前有如下两种假说。①机械损伤：Yantiss 等学者提出，乙状结肠活动度大，易出现肠扭转或者牵拉导致静脉反复出现机械损伤，促进静脉肌内膜增生。②动静脉瘘：动静脉瘘的形成可能会增加静脉血流，从而促进静脉肌内膜增生。

该病的临床表现为腹痛、腹泻、便血、脓血便、体重减轻等，无特异性。病程通常是慢性的，从数周到数月不等。Li等的研究中，仅有9例呈现急性发病，主诉为水样腹泻和腹痛。

本病在内镜下无特异性改变，可表现为黏膜水肿、红斑、溃疡、铺路石样改变、管腔狭窄等。但是疾病进展到不同阶段，内镜下改变有所区别。早期肠道瘀血，内镜下表现为黏膜水肿，可以伴有毛细血管扩张。随着瘀血加重出现肠道缺血，内镜下表现为黏膜剥脱、溃疡、重度水肿而呈现铺路石样改变，但与克罗恩病患者因炎症增生呈现的肠道铺路石样内镜下表现不同。

影像学表现为肠壁增厚水肿，节段性改变，但不是跳跃性的，脂肪密度增加，肠系膜内亦呈现水肿。无血管闭塞或者血管炎改变。病变周围密布迂曲扩张的血管，增厚肠壁内血管迂曲，甚至出现假性动脉瘤样改变，对该病有间接的诊断价值。肠系膜下静脉及分支静脉的非闭塞性不显影表现具有直接诊断价值，但实际操作有一定困难，原因如下：① 静脉期的显影时相因人而异，不显影可能是时相抓取不恰当；② 如果临床医生未提示，不显影的肠系膜下静脉易被疏于关注。

病理常是该病诊断的唯一标准。但是内镜下病理无特异性，因此绝大部分病例由手术后病理确诊。典型表现如下：肠系膜静脉肌内膜增生，甚至静脉闭塞；肠黏膜呈现缺血改变；毛细血管呈现"动脉化"改变；内皮下纤维蛋白原沉积；纤维蛋白血栓。

本病例的病变范围起初为全结肠受累，之后缩小到仅有左半结肠受累，这与缺血的转归不一致。我们考虑辛辣饮食导致患者出现急性肠炎，激素缓解因急性肠炎导致的右半结肠和横结肠水肿，但是无法缓解由缺血导致的左半结肠水肿。起病时的腹泻是急性肠炎的症状，与缺血无关。而短暂的便秘以及随之出现的腹泻和脓血便才是该病的临床表现。

特发性肠系膜静脉肌内增生罕见，因临床、内镜、影像改变与炎症性肠病相似，内镜病理无特异性提示，所以易被误诊。对于疑诊缺血性肠炎但常规治疗无效的患者，需要警惕该病，如果出现肠道狭窄、内科治疗无缓解的情况，建议外科手术，既可以切除病变肠管，也可以通过手术病理确定诊断。

参考文献

[1] Li H, Shu H, Zhang H, et al. Idiopathic myointimal hyperplasia of the mesenteric veins: a case report and scoping review of previously reported cases from clinical features to treatment[J]. Front Med (Lausanne), 2022, 9: 855335.

[2] Yantiss RK, Cui I, Panarelli NC, et al. Idiopathic myointimal hyperplasia of mesenteric veins: an uncommon cause of ischemic colitis with distinct mucosal features[J]. Am J Surg Pathol, 2017, 41(12): 1657-1665.

[3] Kern WH, Wells WJ, Meyer BW. The pathology of surgically excised aortocoronary saphenous vein bypass grafts[J]. Am J Surg Pathol, 1981: 491-496.

中国医科大学附属盛京医院

周林妍　李　卉　田　丰

Case 30

暴发性溃疡性结肠炎全结肠及部分直肠切除术后经腹经肛联合腔镜下残余直肠切除及IPAA手术病例多学科讨论

患者，女性，23岁，因"溃疡性结肠炎术后1年余，便血加重1月余"入院。

▶ **现病史**

入院前1年余，患者因腹痛、便血数天就诊于外院，诊断为暴发性溃疡性结肠炎、失血性休克，行开腹探查、全结肠切除、部分直肠切除、远端关闭、回肠末段造瘘术。术后伤口感染，予以对症治疗后好转出院，仍有造口高排流量、肛门黏液脓血便。患者于入院前半年为行进一步治疗就诊于我院，行肠镜检查，考虑溃疡性直肠炎，给予营养指导、益生菌、米曲菌胰酶、美沙拉秦栓等治疗，造口排量逐渐减少，可见成形便，肛门黏液脓血便减少。患者为行溃疡性结肠炎二期手术收入我科。自一期手术以来，患者精神、睡眠可，饮食可，大便如上述，小便如常，体重近半年来增加10kg。既往体健。

▶ **入院检查**

体格检查：体温36.6℃，脉搏79次/分钟，呼吸20次/分钟，血压125/74mmHg，BMI 17.63kg/m²。腹部平坦，腹部正中见一个15cm陈旧性瘢痕，右下腹见一造口，造口袋内为黄色稀便，腹软，无腹部包块，无压痛、反跳痛、肌紧张，肠鸣音4次/分钟。肛门指诊：肛门进指约5cm，未触及肿物，退指指套可见血染及黏液。

肠镜检查（见图30-1）：进镜9cm到达直肠盲端，所见直肠黏膜弥漫粗颗粒样，伴糜烂，可见自发性出血及血凝块附着。

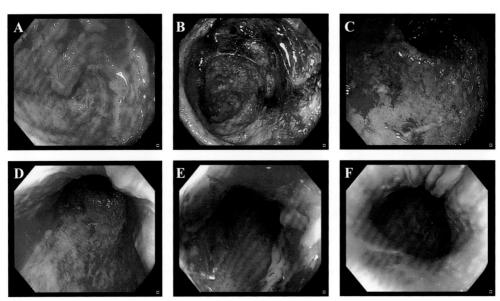

图 30-1　肠镜：直肠黏膜弥漫粗颗粒样，伴糜烂，可见自发性出血及血凝块附着（图 A →图 F：直肠盲端→肛门口）

外科初步诊断

溃疡性直肠炎；全结肠及部分直肠切除术后。

外科入院治疗

入院后，完善血常规、肝肾功能、电解质、凝血功能、食物不耐受IgG 抗体、粪便钙卫蛋白、胸腹CT等相关检查。手术指征明确，无绝对手术禁忌，于全麻下手术治疗。

术中见部分小肠及双侧输卵管致密粘连于盆腔，致盆底封闭。腹腔镜下游离直肠残端至骶骨岬水平，直肠与周围组织分界不清，遂决定行经肛入路联合腔镜手术，游离直肠下段并与经腹入路会师，移除残余直肠（见图 30-2），制作回肠储袋，并行回肠储袋-肛管吻合、回肠双腔造口。术程顺利，

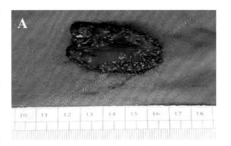

图 30-2　手术标本：残余直肠

术后患者安返病房。术后予以心电监护、吸氧，予以禁食、禁饮、抑酸、补液、抗感染等对症治疗，逐渐恢复饮食，伤口恢复良好出院。

术后病理回报：残余直肠黏膜慢性炎症伴急性炎症反应及溃疡形成，可见隐窝脓肿，固有层淋巴细胞增生，局灶腺体轻度非典型增生，考虑溃疡性结肠炎之直肠病变。

病理科意见

本例送检组织为溃疡性结肠炎全结肠及部分直肠切除后残余直肠切除标本。检材中见残余直肠壁广泛糜烂及溃疡形成，多为表浅溃疡，局灶深达固有肌层，腺体稀少，黏膜菲薄，隐窝结构显著紊乱，隐窝炎及隐窝脓肿不著，残余腺体轻度非典型增生，肠壁炎症显著伴淋巴组织增生（见图 30-3）。结合病史，符合溃疡性结肠炎之直肠病变。

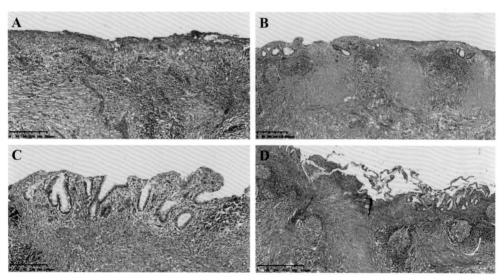

图 30-3　残端直肠病理。图 A：较大面积表浅溃疡形成，溃疡底部由浅及深分别为炎性渗出及坏死组织、肉芽组织及纤维瘢痕（HE 染色，×100）；图 B：溃疡周边残存极少数腺体伴轻度异型增生（HE 染色，×100）；图 C：部分残留黏膜呈慢性炎，隐窝结构改变明显，腺体稀少，黏膜菲薄，未见明确隐窝炎及隐窝脓肿（HE 染色，×200）；图 D：黏膜糜烂区（右侧）及溃疡区（中部）（HE 染色，×200）

放射科意见

结肠缺失，直肠壁厚，浆膜面毛糙，黏膜层明显强化，周围脂肪间隙密度增高并多发小淋巴结（见图 30-4），符合溃疡性结肠炎之直肠病变表现。

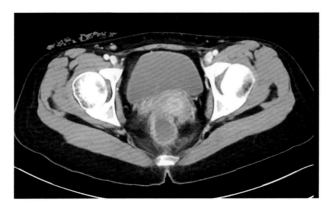

图 30-4　腹部 CT 增强：直肠壁厚，浆膜面毛糙，黏膜层明显强化，周围脂肪间隙密度增高

总　结

　　该患者为青年女性，以暴发性溃疡性结肠炎伴失血性休克急性起病，于外院急诊行全结肠切除＋部分直肠切除。术后仍有肛门排黏液脓血便，回肠造口高排量，经营养指导和药物治疗后症状减轻。完善相关术前准备后，行经腹、经肛腔镜下残余直肠切除、回肠储袋-肛管吻合、回肠双腔造口术。术后恢复顺利，拟择期行回肠造口还纳术。

　　溃疡性结肠炎以腹痛、腹泻、黏液脓血便为主要临床特征，常呈复发与缓解交替出现的慢性病程，其发病机制是多因素的，包括遗传易感性、上皮屏障缺陷、免疫反应失调和环境因素等。溃疡性结肠炎的治疗药物包括 5-氨基水杨酸类、类固醇和免疫抑制剂等。

　　当患者出现内科治疗无效，无法耐受药物治疗，合并中毒性巨结肠、出血、穿孔、癌变等并发症时，临床应考虑给予患者外科手术干预。目前，全结直肠切除、回肠储袋肛管吻合（ileal-pouch anal anastomosis，IPAA）是溃疡性结肠炎外科治疗的金标准术式。根据患者的一般状态、营养状态、疾病程度、合并症等，可选择不同分期术式。对于暴发性溃疡性结肠炎，或合并中毒性巨结肠、出血、穿孔等急症情况的患者，可考虑行三期回肠储袋肛管吻合手术。第一期行全结肠切除＋回肠末段造瘘，在腹膜反折以上水平保留部分直肠，目的在于解决急症情况、稳定生命体征，同时尽量避免盆腔过度操作，以降低后续手术操作难度，避免无法行二期手术的情况发生。该患者第一期手术术式欠妥，造成严重的盆腔粘连封闭，大大增加了残余直肠切除的难度，降低了回肠储袋肛管吻合手术实施的可能。第二期行残余直肠切除＋回肠储袋肛管吻合＋回肠保护性造瘘手术。二期手术前应尽量优化患者一般状况及营养状况，以尽量减少围手术期并发症的发生，特别是储袋相关并发症。对于困难直肠，经腹、经肛联合腔镜入路可使患者受益。该患者能够成功完成保肛手术的重要原因就是外科技术和器械的进步。精准评估病情需要并采用合适的具有针对性的外科技术，是使患者能够有最大获益的保证。第三期行回肠造口还纳术，恢复消化道的连续性，可最大限度地改善患者的生活质量。

审慎的术式和手术时机的选择及优化围手术期管理，可最大限度避免永久造口，从而提高患者生活质量，帮助患者恢复心理健康并重返社会。

参考文献

[1] Markovic S, Jankovic M, Kalaba A, et al. Infliximab rescue in acute severe ulcerative colitis complicated by clostridium difficile infection: a case series[J]. Cureus, 2021, 13(10): e19019.

[2] Coakley BA, Divinocm. Identifying factors predictive of surgical-site infections after colectomy for fulminant ulcerative colitis[J]. Am Surg, 2012, 78(4): 481-484.

天津医科大学总医院

刘　刚　宋文静

赵　新　曹晓沧

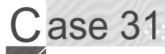

Case 31

英夫利昔单抗治疗克罗恩病后潜伏性结核激活病例多学科讨论

消化科病史汇报

患者，男性，28岁，因"反复腹痛、腹胀5年，间断发热3年，颈部包块4个月"于2020年7月就诊入院。

患者于2015年8月出现上腹痛、腹胀，伴呕吐，排气、排便停止，外院腹平片见气液平，考虑肠梗阻，胃肠减压后症状好转。11月，患者再次出现下腹胀痛，伴腹泻。外院小肠增强CT见回肠肠壁水肿增厚，近端肠管扩张，肠系膜淋巴结肿大，诊断为克罗恩病，予美沙拉秦1.5g每日3次口服，并于2016年1月、2月行2程英夫利昔单抗治疗。

2016年2月末，患者再发腹痛，排气、排便停止，无发热。于2016年3月1日入消化内科（住院），BMI 14.20kg/m^2，血白蛋白21g/L，CRP 26.65mg/L，T-SPOT.TB阴性；胸部X线未见异常，腹平片示小肠梗阻，腹盆增强CT见肠壁线性狭窄，近端小肠明显扩张，扩张处肠管与邻近盲肠瘘管形成。考虑克罗恩病合并低位小肠梗阻，重度营养不良，内科治疗效果不佳。于2016年3月15日行粘连松解＋部分回肠、右半结肠切除术，病理符合克罗恩病诊断，术后腹痛、腹胀好转。因血白细胞计数减低，予以肠内营养，美沙拉秦1g每日3次、沙利度胺50mg每日3次维持治疗。2017年4月，复查结肠镜见回肠、吻合口及直肠黏膜多发溃疡，考虑克罗恩病复发。复查胸部X线平片未见异常，T-SPOT.TB 32＋32SFC/106MC。分别于2016年5月15日、5月28日、6月26日行3程英夫利昔单抗300mg静脉输注治疗，患者无腹痛、腹胀，可排黄色成形软便。

2017年8月，患者出现发热、干咳，伴盗汗。外院查胸部CT见双肺弥漫分布多发小结节，右肺斑片影，右侧胸腔积液，纵隔、右肺多发淋巴结肿大，考虑血行播散性肺结核。停用英夫利昔单抗，给予异烟肼、利福平、乙胺丁醇、左氧氟沙星治疗，体温正常。

2017年12月，患者复查胸部CT新见右中叶肺不张，右上叶尖段纵隔旁结节，支气管镜活检病理示坏死性肉芽肿，肺结核、纵隔淋巴结结核诊断明确，调整方案为帕司烟肼、利福喷丁、乙胺丁醇、吡嗪酰胺，消化道症状稳定。

2019年8月，患者复查胸部CT较前好转，停用抗结核药物，复查结肠镜见回肠多发溃疡，病理提示活动性炎，加用硫唑嘌呤50mg 每日1次口服。

2020年3月，患者发现右锁骨上包块，考虑淋巴结核复发，停用硫唑嘌呤，行淋巴结核清除术，同时再次给予四联抗结核治疗3个月，局部病变愈合，患者自行停药，其间继续口服美沙拉秦，无发热、腹痛、腹胀。

病理科意见

原发病方面，患者手术病理提示回肠末段黏膜呈急性及慢性炎，可见隐窝萎缩、分支及假幽门腺化生，多灶浅溃疡及炎性息肉形成，黏膜下层纤维组织明显增生，肌层及浆膜下淋巴细胞浸润，伴神经组织增生，病变累及全层，手术切除标本符合克罗恩病的组织学形态特征，未见肠结核病理表现，抗酸染色阴性，手术病理符合克罗恩病诊断。而支气管镜下活检及右颈部病灶病理检查均提示肉芽肿性炎伴坏死，结合患者发热、干咳、盗汗表现，肺结核、淋巴结结核诊断明确。

影像科意见

患者术前CT小肠重建见回盲部结构紊乱，回肠末段肠壁线性狭窄，近端小肠明显扩张，回肠末段扩张处肠管与邻近盲肠见瘘管形成，符合克罗恩病的影像学表现。肠结核的受累部位通常以回盲部、升结肠为主，回肠受累少见。患者在接受英夫利昔单抗治疗前未行胸部CT检查，再次启用英夫利昔单抗治疗3次后，胸部CT见双肺粟粒样多发小结节影，纵隔淋巴结肿大突出，胸腔积液，肺不张，符合典型的血行播散性肺结核、支气管结核的影像学表现。

感染科意见

患者在克罗恩病基础上，行 3 程英夫利昔单抗治疗后出现发热、干咳、盗汗症状，胸部CT见肺部多发粟粒样小结节影、胸腔积液及纵隔淋巴结肿大，支气管镜活检提示坏死性肉芽肿性炎，且存在肠道手术、营养不良等危险因素，首先考虑潜伏性结核激活，肺结核、淋巴结核诊断明确，予四联抗结核治疗 2 年后病情好转停药。后加用硫唑嘌呤后淋巴结核复发，行清创术，同时再次予四联抗结核治疗 3 个月后局部病变愈合，提示克罗恩病患者使用抗-TNF药物或免疫抑制剂治疗均会增加结核再激活和进展的风险。因此，在加强原发病治疗之前需严格筛查潜伏性结核感染。潜伏性结核患者在免疫抑制治疗前需提前开始预防性抗结核治疗，以降低潜伏性结核活动的风险。

最终诊断

克罗恩病（A2L1B3）：回肠末段狭窄并肠内瘘形成，部分回肠、右半结肠切除术后，吻合口复发；肺结核，淋巴结核。

后续随访

患者于 2021 年 4 月再次出现腹胀，伴恶心、呕吐、体重下降，Hb 118g/L，CRP 8.35mg/L。复查结肠镜吻合口见多发片状溃疡，表覆白苔（见图 31-1）；腹盆CT见小肠肠壁多发增厚，局部肠腔狭窄，多发扩张伴气液平；胸部CT（见图 31-2）：右肺上叶、中叶局限性支气管略扩张并周围炎性改变，右肺下叶钙化点，纵隔内多发饱满淋巴结影，部分钙化。考虑克罗恩病活动，予以全肠内营养鼻饲 1500mL/d，予以异烟肼、利福喷丁预防性抗结核治疗 4 周后行第 1 程乌司奴单抗 260mg 静脉输注治疗，后规律乌司奴单抗 90mg 皮下注射治疗。目前，患者排黄色成形便，1 ～ 2 次/日，偶可扪及腹部包块，揉按、排气后可消失，无发热、腹痛、腹胀，排气、排便停止。近期复查CRP 1.69mg/L，胸部CT大致同前。

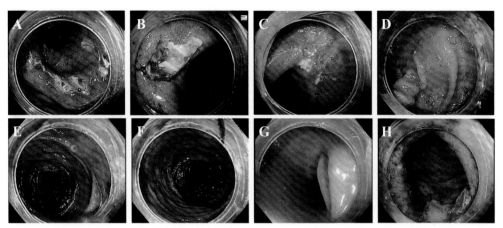

图 31-1 结肠镜：吻合口多发片状溃疡，表覆白苔

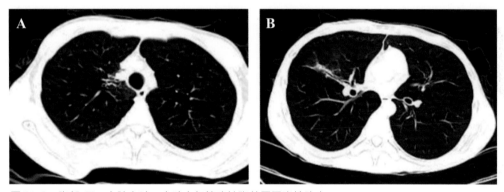

图 31-2 胸部 CT：右肺上叶、中叶支气管略扩张并周围炎性改变

总 结

　　该患者为青年男性，克罗恩病（A2L1B3）诊断明确，合并肠梗阻、肠瘘，回肠部分切除及右半结肠切除手术史，在英夫利昔单抗诱导治疗期间并发血行播散性肺结核、淋巴结核，停用英夫利昔单抗，予四联抗结核两年后好转。再次加用硫唑嘌呤后，淋巴结核复发。对于后续克罗恩病病情活动的治疗，首先考虑肠内营养，药物治疗需重点考虑免疫抑制的程度，最大限度地降低结核活动的风险。因此，在保护性抗结核治疗的基础上，予抗 IL-12/23 单抗（乌司奴单抗）治疗原发病。抗-TNF 药物可抑制全身免疫反应，特别是抑制巨噬细胞的吞噬活性，延缓肉芽肿形成。因此，使用抗-TNF 药物会增加潜伏性结核

再激活和进展的风险。目前，研究显示抗-TNF药物会使活动性结核的发生风险提高2～8倍。在开始抗-TNF治疗后的3～4个月，活动性结核发生率较高，推测可能非新发感染，而是潜伏性结核感染再激活。因此，在结核患病率较高的亚洲国家，建议在开始抗-TNF治疗前严格筛查潜伏结核感染，特别强调治疗前常规行胸部CT、血T-SPOT.TB等诊断潜伏性结核的辅助检查。而在抗-TNF治疗期间出现活动性结核时，应立即停药并开始抗结核治疗。此外，患者抗结核治疗后出现克罗恩病复发时，可在预防性抗结核的基础上重新启动英夫利昔单抗治疗，但该患者反复结核感染，使用英夫利昔单抗结核再活动的风险较高，因此选用抗IL-12/23单抗，与抗-TNF药物相比，其结核再激活的发生率较低。对于抗-TNF药物导致结核病再激活或者潜伏性结核激活风险较高的克罗恩病患者，后续出现原发病活动时，需予以预防性性抗结核治疗，同时建议考虑选择感染风险相对低的药物。

参考文献

[1] Park DI, Hisamatsu T, Chen M, et al. Asian Organization for Crohn's and Colitis and Asia Pacific Association of Gastroenterology consensus on tuberculosis infection in patients with inflammatory bowel disease receiving anti-tumor necrosis factor treatment. Part 1: risk assessment[J]. Intest Res, 2018, 16(1): 4-16.

[2] Park DI, Hisamatsu T, Chen M, et al. Asian Organization for Crohn's and Colitis and Asia Pacific Association of Gastroenterology consensus on tuberculosis infection in patients with inflammatory bowel disease receiving anti-tumor necrosis factor treatment. Part 2: management[J]. Intest Res, 2018, 16(1): 17-25.

[3] Kucharzik T, Ellul P, Greuter T, et al. ECCO Guidelines on the Prevention, Diagnosis, and Management of Infections in Inflammatory Bowel Disease[J]. J Crohns Colitis, 2021, 15(6): 879-913.

北京协和医院

石钰洁　李　玥

Case 32

肠道溃疡伴关节炎病例多学科讨论

患者，男性，53岁，因"便血1天"就诊。

▶ **现病史**

患者1天前无明显诱因下解鲜血便5次，量约800mL，伴头晕、乏力，急诊就诊，查血常规WBC 15.36×10⁹/L，N% 89.7%，Hb 121g/L，PLT 260×10⁹/L，CRP＜0.5mg/L，出凝血系列、肝肾功能、电解质正常，全腹部CT平扫示肝脏脂肪浸润，予以禁食、止血等对症支持治疗，无口腔溃疡、肛周肿痛，无皮肤、关节、眼部等异常表现。

▶ **既往史**

患者有糖尿病病史数年，长期使用胰岛素治疗，控制尚可。

▶ **个人史、家族史**

无殊。

2021年6月18日，血常规示WBC 8.54×10⁹/L，N% 91.4%，RBC 3.74×10¹²/L，Hb 91g/L，PLT 215×10⁹/L。胃镜提示慢性浅表性胃炎、十二指肠球炎。肠镜进镜至回肠末段约10cm处，仍有暗红色血液，退镜观察，回盲部未见异常，回盲瓣口见多发小炎性息肉；升结肠见多发炎性息肉改变，横结肠下段见一广基息肉隆起，直径约0.6cm，未见血痂；肛口见广基息肉，直径约0.3cm，未见血痂。考虑小肠出血可能，升结肠多发炎性息肉样改变，直肠、横结肠息肉。肠道CTE提示直肠上段局部壁增厚，偏左侧壁见致密结节灶腔内突出，边缘毛糙，腔变小，周围未见渗出及游离气体；脂肪肝。胶囊内镜检查提示：空肠黏膜红斑（血管畸形？），回肠末段糜烂，十二指肠球炎。经肛小肠镜：经肛进镜约 120cm，至回肠中段，回肠末段见多发淋巴滤泡增生，见一浅凹陷糜烂，周围黏膜见增生，升结肠、回盲瓣见多发小息肉。内镜诊断：回肠末段糜烂。病理显示回肠末段黏膜重度急慢性炎，局部腺体轻度不典型增生。

▶ **初步诊断及治疗**

小肠出血；回肠末段糜烂；结肠息肉（横结肠、直肠）；脂肪肝。患者入院后予以禁食、抑酸护胃（兰索拉唑）、止血（卡络磺钠）及营养补液等处理后，未再血便，出院随访。

风湿科意见

▶ **现病史**

2021 年 11 月 15 日，患者先出现左手小指、左肘关节肿痛，关节活动受限。当时无咳嗽、咳痰、畏冷、发热、尿频、尿急、尿痛、腹泻、心慌、胸闷等症状。而后相继出现左腕关节、双踝关节肿痛，局部皮肤发红。2021 年 11 月 16 日，患者就诊于外院查血常规示 WBC 升高，诊断为"丹毒"。给予"双氯芬酸钠缓释片、头孢克肟胶囊"治疗后，上述症状稍缓解，但开始出现间断腹痛不适。

2021 年 12 月 1 日，血常规 WBC 4.54×10^9/L，N% 71.5%，RBC 3.50×10^{12}/L，Hb 92g/L，PLT 478×10^9/L。粪便常规、粪隐血筛查组合显示隐血弱阳性；真菌培养显示白念珠菌；炎症指标：ESR 106mm/h；CRP 204.24mg/L；粪钙卫蛋白 657.6 µg/g；血液生化：白蛋白 28.9g/L，白球比 1.09，前白蛋白 101mg/L；风湿、肿瘤等指标均呈阴性。

PET-CT 显示：肠道炎症；右侧侧脑室旁钙化灶；双肺多发纤维条索灶；脊柱退行性变，腰 5/骶 15、全身骨放射性摄取增高。

心脏彩超：左室舒张功能减退、收缩功能正常；心脏大小、结构未见明显异常。

2021 年 12 月 6 日关节彩超：左侧腕关节积液伴滑膜增生；左肘关节积液伴滑膜炎；右踝关节少量积液伴轻度滑膜增生。2021 年 12 月 9 日关节彩超：左侧第 3 掌指关节未及明显异常；左侧腕关节积液伴滑膜炎；右踝关节少量积液伴轻度滑膜增生。电子胃镜：慢性浅表性胃炎，胃内有大量食物潴留。

2021 年 12 月 9 日肠镜（见图 32-1）：结肠多发溃疡性病变，需要排除感染。肠镜病理：横结肠黏膜慢性炎，糜烂伴肉芽组织增生，局灶可见隐窝脓肿，固有膜出血水肿，散在中性粒细胞、浆细胞浸润。免疫组化：CAM 5.2（上皮＋），CDX2（上皮＋），P53（弱阳性），SMA（－），CD68（kp1）（组织细胞＋），CD20（部分阳性），CD3（部分阳性），CD79a（部分阳性），CD38（部分阳性）。

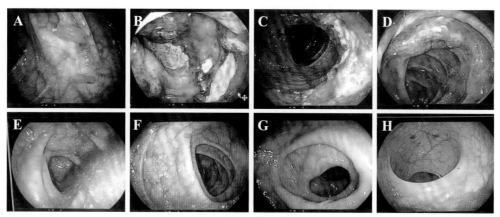

图 32-1　肠镜（2021 年 12 月 9 日）：结肠多发溃疡性病变

综上，考虑关节炎、贫血、血小板增多、2 型糖尿病、足癣等诊断。患者入院后，予以注射用甲泼尼龙琥珀酸钠 20mg 每日 1 次静滴后，关节疼痛缓解不明显，考虑脊柱关节病可能。遂给予重组人 II 型肿瘤坏死因子受体抗体融合蛋白 25mg 一周 2 次经验性治疗。住院期间，患者腹痛加重，为中下腹阵发性疼痛，无黏液脓血便，四肢关节疼痛改善不明显。消化科会诊意见：需先排除感染性疾病，因不能排除肠道感染。遂停用重组人 II 型肿瘤坏死因子受体抗体融合蛋白，但患者关节疼痛症状加重，外周血非特异性炎症指标明显增高，粪钙卫蛋白水平明显升高，血小板计数进行性上升。血液科会诊意见：血液系统疾病依据不足，完善骨穿检查，血小板计数上升原因考虑炎症反应可能。治疗上给予要素饮食，左氧氟沙星抗感染，氟康唑抗真菌，注射用甲泼尼龙琥珀酸钠增加至 40mg 每日 1 次，患者关节疼痛及腹痛症状较前缓解。复查血常规：WBC 12.5×10⁹/L，N 9.25×10⁹/L，Hb 99g/L，PLT 690×10⁹/L，超敏 CRP 41.18mg/L，网织红细胞 2.73%，ESR 94mm/h，粪钙卫蛋白 185.9μg/g。肝肾功正常。患者炎症指标较前下降，但仍偏高，故加用沙利度胺 50mg 每晚 1 次。出院随访，患者仍有关节疼痛及腹痛。

第 3 次入我院风湿科时，患者主诉"反复多关节肿痛 6 周余"。入院查体：

体温 36.7℃，心率 91 次 / 分钟，呼吸 16 次 / 分钟，血压 126/83mmHg。患者神清，贫血面容，心肺听诊无殊。腹软，中下腹轻压痛，无反跳痛。肠鸣音活跃。左手第 5 指呈腊肠指样改变，PIP5 S（2＋）T（2＋）；左腕、左肘关节S（＋）T（＋），关节活动受限；双踝关节 S（＋）T（＋），关节活动略受限。双侧 4 字试验阴性。双下肢无水肿。自此次起病以来，患者精神一般，食纳、睡眠尚可，大小便可。近半年，患者体重增加约 5kg。2021 年 12 月 28 日，患者复查血常规：WBC 10.04×10^9/L，Hb 92g/L，PLT 537×10^9/L；白蛋白 25.4g/L；炎症指标：ESR 88mm/h；CRP 64.7mg/L，患者 ANA、ENA、ACL、ANCA、ds-DNA均为阴性，胸部 HRCT 无殊，HIV、TPPA、EBV、CMV 均为阴性。2021 年 12月 28 日，患者手部关节、腕关节、踝关节 B 超：左腕中度滑膜增生，少量积液；左指掌关节 5 中度滑膜增生，远端指关节 5 轻度滑膜增生；右腕中度滑膜增生；右手未及异常；双踝少量积液，轻度滑膜增生。2021 年 12 月 30 日，骶髂 MRI：右侧骶髂关节炎可能，请结合临床生化指标。

▶ 初步诊断

肠病性关节炎，炎症性肠病：结肠克罗恩病可能性大。

2 型糖尿病，肠道真菌感染，低蛋白血症，轻度贫血，继发性血小板增多症。

▶ 治疗

患者入院后，予以泼尼松龙 840mg 每日 1 次＋英夫利昔单抗 300mg（12月 28 日）＋氨甲蝶呤片 10mg 每周 1 次＋柳氮磺吡啶 0.75g 每天 2 次治疗原发病，利福昔明＋氟康唑抗感染，酪酸梭菌活菌片调节肠道菌群，胰岛素降糖，辅以补钙、护胃、护肝等治疗。患者多关节肿痛明显缓解，泼尼松龙逐渐减量至每天 20mg。出院随访，转至消化科就诊。

消化科后续讨论

患者因"间断大便带血半年，多关节肿痛 7 周余，腹痛 6 周"再次就诊。

查体：体温 36.7℃，血压 138/76mmHg，神清，贫血面容，心肺听诊无殊。腹软，中下腹轻压痛，无反跳痛。肠鸣音活跃。关节活动受限，双踝关节 S（＋）T（＋），关节活动略受限，双侧 4 字试验阴性，双下肢无水肿。2022

年1月18日，行常规检查：WBC 7.45×10⁹/L，N% 82.8%，淋巴细胞绝对值 0.77×10⁹/L，N绝对值 0.01×10⁹/L，RBC 3.56×10¹²/L，Hb 90g/L，PLT 497×10⁹/L，平均血小板体积7.2fL，白蛋白30.5g/L。炎症指标：CRP 65.8mg/L，PCT 0.06ng/mL，ESR 98mm/h，粪便钙卫蛋白 117.8μg/g。

肠镜（见图32-2）：内镜推进至升结肠近回盲部，肠腔扭曲明显，未能进一步进镜，遥看回盲瓣轻度变形，回盲部未见明显异常，横结肠距肛门约60cm至升结肠近回盲部可见弥漫大片不规则溃疡，部分呈环形，覆厚白苔，部分黏膜呈卵石样增生，管腔狭窄，乙状结肠距肛门约30cm处可见片状糜烂，直肠距肛门约10cm处黏膜充血水肿，所见肠段大量粪液，影响视野，余所见结肠未见明显溃疡、新生物及狭窄。肠镜结论：结肠多发溃疡伴狭窄。

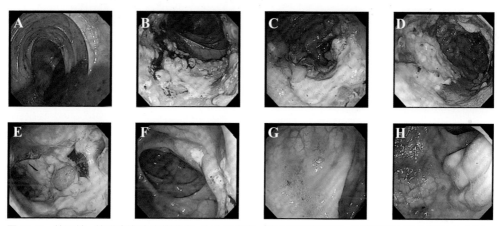

图32-2 结肠镜：结肠多发溃疡伴狭窄，其中升结肠、横结肠溃疡明显。升结肠呈现不规则溃疡。图A：升结肠近回盲部；图B～图D：升结肠；图E和F：横结肠；图G：乙状结肠；图H：直肠

放射科多学科讨论

肠道CTE（见图32-3）：升结肠局段-横结肠右半段肠壁增厚，周围脂肪间隙模糊伴多发小淋巴结，提示肠道炎症不完全类似炎症性肠病。肛瘘MR增强：目前未见明确活动性肛瘘表现。

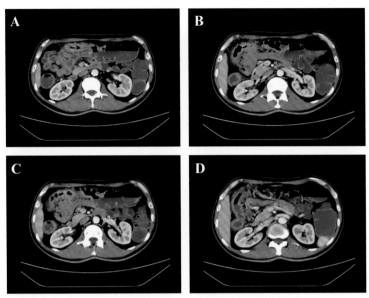

图 32-3　肠道 CTE：升结肠局段－横结肠右半段肠壁增厚

病理科多学科讨论

病理活检（见图 32-4）示：（升结肠）隐窝分布不均匀，固有层见较多淋巴细胞、浆细胞浸润；（乙状结肠）黏膜上皮糜烂，固有层水肿，见较多淋巴细胞、浆细胞浸润；（横结肠）少量黏膜上皮糜烂，可见隐窝脓肿，固有层见较多淋巴细胞、浆细胞及少量中性粒细胞浸润；（直肠）黏膜糜烂，可见较多隐窝脓肿，固有层见重度淋巴细胞、浆细胞及中性粒细胞浸润，肌层少量淋巴细胞浸润。

免疫组化：（直肠活检）黏膜糜烂，可见较多隐窝脓肿，固有层见重度淋巴细胞、浆细胞及中性粒细胞浸润，肌层少量淋巴细胞浸润。免疫组化：CD20（B 淋巴细胞＋），CD3（T 淋巴细胞＋），Ki-67（＞ 10%，淋巴组织＋），CD56（个别细胞＋），CD21（＋），Kappa（＋），Lambda（＋），CMV（－），EBER Probe（－）（见图 32-5）。目前无肿瘤性病变依据，无刚果红染色阳性。活检标本基因重排未见异常。

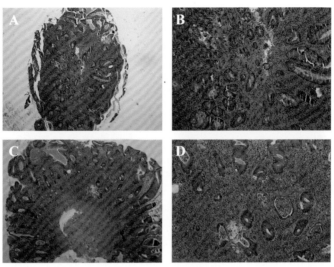

图 32-4　结肠活检标本病理：不能排除炎症性肠病或者未定型肠炎
（HE 染色，×50）。图 A：升结肠；图 B：横结肠；图 C：乙状结肠；
图 D：直肠

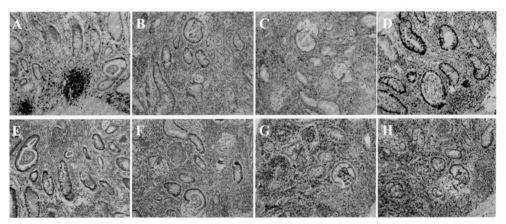

图 32-5　直肠黏膜免疫组化：Kappa（＋），Lambda（＋），但没有明确的肿瘤性倾向。图 A：
CD20；图 B：CD21；图 C：CD56；图 D：Ki-67；图 E：EBER；图 F：CMV；图 G：Kappa；图 H：
Lambda

后续治疗

　　予以肠内营养、蔗糖铁纠正贫血等对症治疗。肠镜示结肠多发溃疡伴狭
窄，送病理会诊并建议进一步行EBER、CMV免疫酶标、基因重排检测，排除
肿瘤性病变后出院。后继续给予泼尼松龙 3 片每日 1 次＋英夫利昔单抗 300mg

＋柳氮磺吡啶 0.5g 每天 2 次治疗原发病，辅以补钙、护胃、补铁等治疗。患者无明显不适。

总　结

　　免疫因素可以引起肠道溃疡和关节炎，主要表现为外周关节炎和中轴关节病变，不明原因的肠道非感染性炎症，并可伴发关节外或肠道外其他全身症状，如皮肤黏膜病变及炎症性眼病等。部分患者出现关节炎症可能涉及的遗传因素，包括HLA-B27基因和HLA-B27以外的相关基因，而以HLA-B27基因与疾病的相关性最为显著。治疗原则是积极治疗原发病，控制发作，维持缓解，减少复发，防治并发症。在疾病控制发作之后，均应长期维持治疗。有些患者可能以肠道炎症或者溃疡为主要表现，有些患者以关节炎症为主要表现。

参考文献

[1]　Rogler G, Singh A, Kavanaugh A, et al. Extraintestinal manifestations of inflammatory bowel disease: current concepts, treatment, and implications for disease management[J]. Gastroenterology, 2021, 161(4): 1118-1132.

[2]　Rizzo A, Ferrante A, Guggino G, et al. Gut inflammation in spondyloarthritis[J]. Best Pract Res Clin Rheumatol, 2017, 31(6): 863-876.

上海交通大学医学院附属仁济医院

戴张晗　徐锡涛　沈　骏

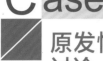

Case 33

原发性淀粉样变性致胃肠道出血病例多学科讨论

消化科病史汇报

患者，男性，65岁，因"间断便血16个月，腹痛伴呕吐咖啡样物3天"入院。

▶ **现病史**

16个月前，患者无明显诱因下出现便血，初为黑色稀便，后为暗红色血便，共3次，总量约1100mL，伴头晕、心悸、乏力。查血红蛋白示87g/L。胃镜检查（见图33-1）示：十二指肠球部黏膜粗糙，局部可见血疱，黏膜质地脆，触之易出血。予以抑酸、止血、肠外营养支持等对症治疗后，消化道出血停止。复查胃镜（见图33-2）示：十二指肠球部及球后黏膜充血水肿，表面粗糙不平。全腹增强CT（见图33-3）示：胃、十二指肠及大部分小肠连续性大范围肠壁增厚。建议进一步行超声内镜检查及深部组织活检，患者及家属拒绝并主动出院。

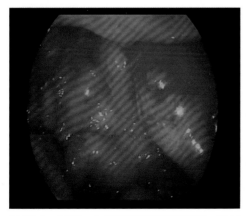

图33-1 胃镜：十二指肠球部黏膜粗糙，局部可见血疱，黏膜质地脆，触之易出血

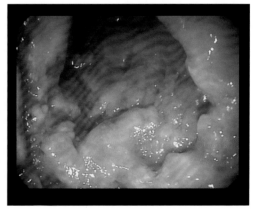

图33-2 复查胃镜：十二指肠球部及球后黏膜充血水肿，表面粗糙不平

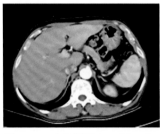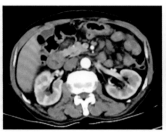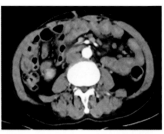

图 33-3 全腹增强 CT：胃、十二指肠及大部分小肠连续性大范围肠壁增厚

3 天前，患者无明显诱因下出现腹痛，为持续性胀痛，以下腹较明显，呕吐咖啡样物 1 次，量约 300mL，无便血。入院当日晨再次呕吐咖啡样物，量约 300mL，腹部胀痛程度同前，伴头晕、乏力，再次入院。

患者自诉近 1 年间反复出现双下肢水肿，无明显尿量减少，可见泡沫尿。患者既往体健。个人史：吸烟史 20 年，平均 20 支 / 日；饮酒史 20 年，白酒每日平均半斤（折合乙醇量：104g/d）。入院后完善相关检查。

▶ **辅助检查**

血常规：Hb 116g/L。肝功能：总蛋白 38.4g/L，白蛋白 18.9g/L。ESR 44mm/h。CRP 169mg/L。肾功能：尿素 16.3mmol/L，尿酸 534μmol/L。尿常规：隐血（＋＋），尿蛋白（＋＋＋），红细胞 6.3/HP。24 小时尿蛋白定量：6.3g/d（2.4L）。便潜血（＋）。肿瘤标志物均为阴性。

胃镜（见图 33-4）示：十二指肠球部及球后黏膜充血水肿，表面粗糙不平，质脆，触之极易出血。

超声胃镜（见图 33-5）示：十二指肠壁增厚，厚度约 6 ～ 10mm，以黏膜层增厚为主，黏膜层较厚处约 7mm。

结肠镜（见图 33-6）示：距肛门 40cm 以下可见 3 处黏膜充血。病理：肠黏膜活动性炎症。

小肠胶囊内镜检查（见图 33-7）示：所见小肠全段黏膜充血水肿，见柱状息肉样增生，局灶可见新鲜血液，似可见一溃疡，大小约 1.5cm。

初步诊断

上消化道出血；腹痛待查；蛋白尿原因待查。

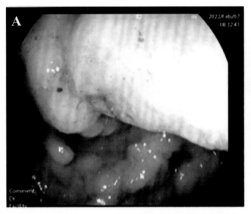
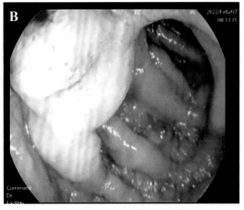

图 33-4　胃镜：十二指肠球部及球后黏膜充血水肿，表面粗糙不平，质脆，触之极易出血

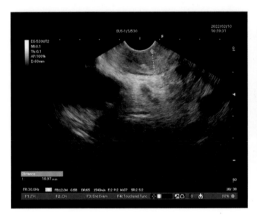
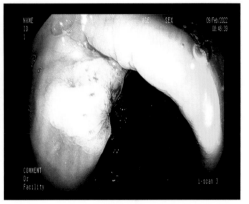

图 33-5　超声胃镜：十二指肠壁增厚，厚度约 6 ~ 10mm，以黏膜层增厚为主，黏膜层较厚处约为 7mm

图 33-6　结肠镜：距肛门 40cm 以下可见 3 处黏膜充血

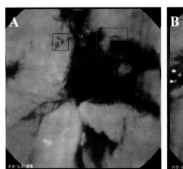
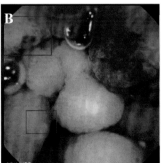
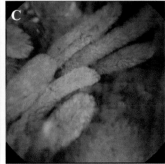

图 33-7　小肠胶囊内镜：所见小肠全段黏膜充血水肿，见柱状息肉样增生，局灶可见新鲜血液，似可见一溃疡，大小约为 1.5cm

影像科意见

该患者腹部增强CT可见胃窦壁、十二指肠及小肠壁广泛水肿、增厚，增强扫描见肠壁呈分层强化，病变范围广泛，不符合炎症性肠病特点，需注意结缔组织病（如血管炎）所致胃肠道改变。

病理科意见

十二指肠球降部组织病理检查（见图33-8）示十二指肠黏膜固有层见粉染物沉积。进一步免疫组化示刚果红（±），Kappa（＋），Lambda（局灶弱＋），建议除外轻链病。

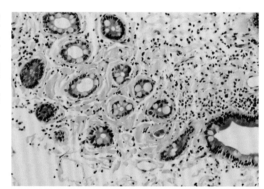

图33-8 肠黏膜病理：十二指肠黏膜固有层见粉染物沉积

消化科意见

本例为老年患者，主要症状为腹痛和消化道出血，结合内镜和影像学表现，患者的消化道病变范围广泛且连续，增强CT可见分层强化，呈"同心圆"改变，以上特点不支持炎症性肠病诊断，需注意系统性疾病累及胃肠道。此外，患者初次胃镜示十二指肠球部可见血疱，为"淀粉样变"消化道受累的特征性内镜下改变。进一步行十二指肠黏膜活检提示刚果红染色可疑阳性，且患者有肾脏受累，表现为大量尿蛋白和肾实质回声改变。综上，需考虑淀粉样变可能。进一步完善相关检查。

血清免疫球蛋白轻链测定：轻链κ型4.61g/L（7.1～13.7g/L），轻链λ型2.27g/L（4～6.8g/L）；游离轻链κ型36.2mg/L（6.7～22.4g/L），游离轻链λ型30.8mg/L（8.3～27g/L）。

尿液免疫球蛋白轻链测定：轻链κ型 0.149g/L（1～0.1g/L），轻链λ型 0.0817g/L（0～0.05g/L）；游离轻链κ型 192mg/L（6.7～22.4g/L），尿液免疫球蛋白游离轻链λ型 67.8mg/L（8.3～27g/L），游离轻链κ/λ值 2.832（0.31～1.56）。

血清补体C3：0.545g/L（0.74～1.4g/L）。余免疫球蛋白IgG_4、抗肾小球基底膜抗体、血和尿液免疫固定电泳结果均为阴性。

骨髓象提示增生减低。

肾脏穿刺活检病理：特殊染色 刚果红（+），氧化刚果红（+），符合原发性淀粉样变性。

确定诊断

原发性淀粉样变性；肾病AL型。

后续随访

患者转入血液科进一步治疗，予以硼替佐米＋沙利度胺＋地塞米松，经治疗后症状缓解出院。随访至2022年6月，患者仍存活。

总　结

淀粉样变性是单克隆免疫球蛋白轻链错误折叠形成的淀粉样蛋白沉积于组织器官，造成组织结构破坏、器官功能障碍并进行性进展的疾病，主要与克隆性浆细胞异常增殖有关，少部分与淋巴细胞增殖性疾病有关。该病常见于老年人，发病率为8.9/100万，常累及心脏、肾脏、皮肤以及外周神经，较少见胃肠道累及，发病率约为5%。淀粉样变性在临床上分为原发性、继发性、遗传性。原发性又分为系统性和局部性。该病所累及的脏器不同，其临床表现具有多样性。胃肠道淀粉样变性者可能无症状或有非特异性临床表现，包括呕吐、腹泻、便秘、假性梗阻、胃肠道出血和穿孔。其可累及消化道各部分，可呈局灶性或弥漫性。内镜表现也各不相同，包括细颗粒外观、黏膜脆、糜烂、浅溃疡、瓣膜连接增厚和多发性息肉样凸起等。淀粉样变性确诊主要依靠组织病理学和免疫组化染色。其诊断金标准是刚果红染色呈砖红色，偏振光显微镜下表现为苹果绿双折射光。淀粉样变性的治疗目标是减少用于合成淀粉样蛋白的前体蛋白，目前方法主要有全身化疗、自体外周血造血干细胞移植及手术治疗。胃肠道局限性淀粉样变性经手术治疗可获得长期缓解，但系统性淀粉样变性累及胃肠道患者的总体预后较差。

本例为老年患者，首发症状为消化道出血和腹痛，初次胃镜可见十二指肠血疱样改变，此改变可见于淀粉样变累及胃肠道，内镜表现具有一定特征性。此外，患者消化道受累范围非常广泛，且有肾脏受累，提示系统性疾病可能。最终，血免疫轻链异常、黏膜活检及肾穿刺活检病理证实淀粉样变性的诊断。

参考文献

[1] 中国系统性轻链型淀粉样变性协作组, 国家肾脏疾病临床医学研究中心, 国家血液系统疾病临床医学研究中心, 等. 系统性轻链型淀粉样变性诊断和治疗指南(2021年修订)[J]. 中华医学杂志, 2021, 101(22): 1646-1656.

[2] Dias VC, Tavares I, Gonçalves R, et al. AL-amyloidosis presenting as massive gastrointestinal bleeding[J]. Am J Gastroenterol, 2009, 104(9): 2374-2376.

[3] Khan Z, Darr U, Renno A, et al. Massive upper and lower gi bleed from simultaneous primary (al) amyloidosis of the stomach and transverse colon in a patient with multiple myeloma[J]. Case Rep Gastroenterol, 2017, 11(3): 625-631.

中国医科大学附属盛京医院

李　琳　李　卉

郝　庆　田　丰

Case 34

合并 Rathke 囊肿急性重症溃疡性结肠炎病例治疗抉择多学科讨论

消化科病史汇报

患者，男性，56 岁，因"间断腹痛、腹泻、便血 3 年余，再发 4 天"就诊。

▶ **现病史**

入院前 3 年余，患者出现腹痛伴腹泻（每日 10 次以上），偶有便中带血，伴里急后重，就诊后考虑"溃疡性结肠炎"，予以氢化可的松 300mg/d 连续 7 天及激素灌肠治疗后症状逐渐缓解。患者出院后梯度减停激素并口服美沙拉秦。此后，患者仍间断腹痛、腹泻，大便次数 4 ～ 5 次/日，偶有血便及大便失禁；加用美沙拉秦灌肠液及美沙拉秦颗粒治疗，症状逐步缓解。其间发现垂体肿物并行手术治疗（见图 34-1），术后诊断 Rathke 囊肿并间断行激素替代治疗。

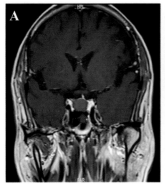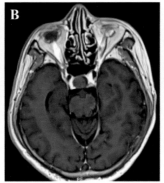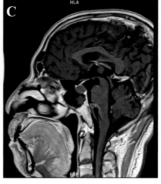

图 34-1　垂体半剂量强化 MR。图 A：冠状位图像；图 B：轴位图像；图 C：矢状位图像，图中箭头所示鞍区无强化囊性病变，手术证实为 Rathke 囊肿

入院前 4 天，患者受凉后出现腹痛，以脐周为著，伴黏液脓血便，以鲜红色为主，偶呈暗红色，大便次数最多 30 次/日，伴间断发热，体温最高

38.0℃，并有头痛、头晕、双眼视物模糊，自用"双氯芬酸钠缓释片" 0.1g/d，口服 2 天，患者自觉上述症状未见明显缓解，遂就诊于外院。患者收缩压波动于 84～110mmHg，舒张压波动于 49～60mmHg，予以"多巴胺"升压治疗及补液、扩容、抑酸、抗感染等对症治疗后紧急转至我院急诊中心。经补液、扩容、抗感染等对症处理后，为进一步诊治收入我科。

自发病以来，患者精神欠佳，食欲减退，睡眠欠佳，体重下降约 2kg。

▶ 既往史

高血压、糖尿病、甲状腺功能减退、胆囊结石、脂肪肝、肾囊肿。

▶ 入院检查

体格检查：T 36.4℃，P 75 次/分钟，R 20 次/分钟，BP 68/55mmHg。患者神志清醒，平车入病房，自主体位，对答切题，查体合作。皮肤、黏膜无黄染，无肝掌，无蜘蛛痣，贫血貌。全身浅表淋巴结无肿大。无巩膜黄染，口唇红润。颈软，颈静脉无怒张，肝颈静脉回流征阴性，双侧甲状腺无肿大。双肺呼吸音清，未闻及干湿啰音。心率 75 次/分钟，律齐，无病理性杂音。腹壁柔软，轻压痛，无反跳痛，肝、脾肋下未触及，可触及腹部包块。无肝区叩击痛，无肾区叩击痛，移动性浊音（－）。四肢活动自如，双下肢无水肿。生理反射存在，病理反射未引出。

血常规：WBC $9.58×10^9$/L，Hb 73g/L，PLT $266×10^9$/L，N% 78.4%。

凝血功能及生化等：PT 17.8s，PT-INR 1.61，APTT 36.1s，FIB 3.25g/L，TT 18.6s，D-二聚体 4699ng/mL；ALB 23g/L；BNP 116.0pg/mL；IL-6 379.62pg/mL，CRP 144.88mg/L，PCT 1.5ng/mL。

肿瘤标记物、结核相关化验（－）。

肾上腺皮质功能：皮质醇＞50.0μg/dL，促肾上腺皮质激素 5.35pg/mL。

胰岛素样生长因子：胰岛素样生长因子-Ⅰ＜15.0ng/mL，胰岛素样生长因子结合蛋白-3：1.17μg/mL。

甲状腺功能：FT_3＜1.64pmol/L，FT_4 6.05pmol/L，TSH 0.276μU/mL。

性激素全项：促卵泡生成素 2.59U/L，促黄体生成素 0.62U/L，催乳素 2.16ng/mL，雌二醇＜10pg/mL，孕酮＜0.1ng/mL，睾酮 12.98ng/dL。

治疗过程

在患者住院期间，补液扩容、升压、输血维持生命体征，予以抗感染、补蛋白及美沙拉秦、糖皮质激素等治疗，考虑患者垂体功能低下可能性大并伴有甲状腺激素水平下降，予以肾上腺轴、甲状腺轴激素替代治疗。

患者入院后 3 天突发胸闷、气短，查 ECG 示窦性心律，V2 ～ 6 导联 T 波倒置，急查心肌酶：肌酸激酶 38U/L，肌酸激酶同工酶 27U/L，肌钙蛋白 T 0.204ng/mL，BNP 2410.0pg/mL，UCG LVEF 45%，左室壁节段性运动障碍；左室收缩、舒张功能下降；心包积液（少量）。考虑非 ST 段抬高型心梗，予以硝酸异山梨酯扩张血管，他汀类药物调脂，以及利尿治疗后症状趋于缓解。因患者仍存在消化道活动性出血，故未加用抗血小板药物及 PCI 干预。尝试用维得利珠单抗治疗后仍未有效控制病情。

影像科意见

胸 CT（见图 34-2A ～ C）：两侧胸腔积液，邻近肺组织受压不张，右侧为著。心影增大，心包积液。主肺动脉增粗，直径约 3.2cm，提示肺动脉高压。心腔密度减低，提示贫血。

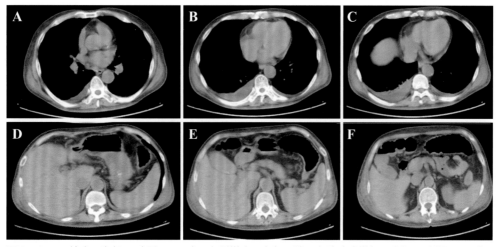

图 34-2　CT 检查。胸部 CT（图 A ～ C）：心影增大，心包积液，主肺动脉增粗；腹部 CT（图 D ～ F）：结肠肠腔内积气、积液，左半横结肠、降结肠、乙状结肠及直肠走行僵直，肠管壁增厚，外缘毛糙

腹部CT（见图34-2 D～F）：结肠肠腔内积气、积液，左半横结肠、降结肠、乙状结肠及直肠走行僵直，肠管壁增厚，外缘毛糙、系膜血管影增多，并多发轻度增大淋巴结。

影像科认为患者影像学表现为左半结肠肠管壁增厚，外缘毛糙、系膜血管影增多，并多发轻度增大淋巴结，符合溃疡性结肠炎表现。

脑外科意见

该患者因Rathke囊肿经鼻手术后，虽经糖皮质激素替代治疗，但该患者因额外的应激刺激（着凉、感冒等）导致机体分泌糖皮质激素相对不足，难以适应机体应激需要而出现肾上腺皮质功能不足，也就是危重症相关皮质类固醇不足（critical illness related corticosteroid insufficiency，CIRCI）。若患者晨8时血皮质醇持续低于10μg/dL，地塞米松评价试验阴性，称作I型CIRCI，即肾上腺皮质功能绝对不足；若患者晨8时血皮质醇正常甚至高于正常参考范围，但地塞米松评价试验阴性，称作Ⅱ型CIRCI，即肾上腺皮质功能相对不足。该患者为典型的Ⅱ型CIRCI患者，存在肾上腺皮质功能相对不足。患者急性重症溃疡性结肠炎样症状与其肠道客观检测结果不符且并发心梗，上述表现符合Ⅱ型CIRCI患者病情演化特点。

临床医生应充分重视对存在肾上腺皮质功能不足危险因素患者的随访和治疗。这类患者在遭受额外"应激"刺激，如出血、感染、手术等后，需要补充应激剂量的氢化可的松治疗，根据应激程度的差异，氢化可的松剂量从100mg/d至300mg/d不等。应激刺激解除后，进行糖皮质激素的替代治疗，即20～40mg/d。

消化科意见

此次入院，患者一般状况较差，化验显示存在贫血、低蛋白、垂体功能相对不全、甲状腺激素水平低下等状况，且溃疡性结肠炎处于活动期，Mayo评分为重度，在予以补液、输血、补蛋白等支持治疗并加强抗感染治疗的同时加用激素，以期缓解病情：考虑患者糖皮质激素替代治疗的需求而选用足量氢化可的松，但患者肠道症状未得到有效控制，升级生物制剂治疗应为考虑选项。

患者入院后即发作心梗，病情更趋复杂化。考虑到肿瘤坏死因子单克隆抗体英夫利昔单抗与充血性心衰有关，对此类心脏疾病患者应尽量避免或慎用肿瘤坏死因子单克隆抗体。维得利珠单抗可用于诱导中重度溃疡性结肠炎的缓解，且未见心脏不良事件报道，故尝试用其治疗本病患但未能及时有效控制病情。

考虑患者需长期行糖皮质激素的替代治疗，使得长程生物制剂治疗监测更加复杂化。综合考虑患者年龄、身体状况、药物治疗反应等因素及治疗意愿，更优选择应为争取经对症治疗后在病情允许条件下行外科手术治疗。

外科意见

患者溃疡性结肠炎诊断明确，曾出现全结肠型表现，经药物治疗后病情有所缓解，但影像学仍显示部分肠壁明显增厚、僵硬，呈现"铅管征"，其症状、内镜及钙卫蛋白水平均不支持该患者获得长期稳定的黏膜愈合效果。同时，该患者合并症众多，曾有Rathke囊肿手术史、糖皮质激素替代治疗、高血压、糖尿病、甲状腺功能减退、吸烟饮酒史等，且在溃疡性结肠炎活动期出现心肌损伤表现，对该患者的处理呈现复杂性、矛盾性和高风险等特点，临床决策非常棘手。

纵观该患者溃疡性结肠炎病史，外科指征比较明确，应尽量在患者缓解期择机手术治疗，这样既可以降低手术并发症风险，又增加保肛机会，但该患者出现急性重症溃疡性结肠炎表现且合并多种复杂危险的并发症，在这种情况下应综合平衡患者身体状态和对治疗的反应，关注内环境、心脏评估以及溃疡性结肠炎活动期症状等。由于止血和凝血治疗在该患者身上具有矛盾性，因此如能选取恰当时机进行外科干预，将能阻断溃疡性结肠炎导致的消化道出血，并改善患者全身状态，为进一步建立良性循环提供基础。而这应由外科、消化内科、心脏科、内分泌科、麻醉科、ICU等科室协同决策，从而最大可能地保证患者的临床安全和疾病康复。

总 结

炎症性肠病与血液系统、妇科、泌尿系统、皮肤等多种肠外肿瘤相关，而合并脑部肿瘤的报道极少。Rathke囊肿是起源于Rathke囊的先天性发育异常，又称垂体囊肿、上皮黏液囊肿、上皮样囊肿和垂体胶样囊肿等，其囊液成分多种多样，可含有黏液、陈旧性出血、胶样物质、胆固醇、黏多糖、含铁血黄素颗粒和细胞碎片等。胚胎期的垂体Rathke囊大多数退化消失，只有个别的没有退化，形成Rathke囊肿。在13%～22%的尸检中，垂体远部和中间部可发现Rathke囊肿，多见于中年女性，男女发病率之比为1∶2。绝大多数Rathke囊肿位于鞍内，可向上生长突破鞍膈达鞍上，少数可发生于鞍旁。大部分患者无症状，少数因囊肿压迫周围组织而引起临床症状，其仅占颅内肿瘤的1%。症状以头痛（慢性头痛）、垂体功能障碍（疲劳、甲状腺功能障碍、月经不调等）、视力障碍（视力、视野改变）、尿崩症等为主。Rathke囊肿应注意与垂体微腺瘤、垂体瘤、垂体瘤卒中、囊性颅咽管瘤、表皮样囊肿相鉴别，尤其是囊性颅咽管瘤。其MRI常表现为：T_1WI信号显现多种多样但总体信号均匀，囊壁无强化或完整薄壁环状强化，囊壁或囊内无钙化，囊内发现漂浮结节且无强化。而囊性颅咽管瘤常表现为分叶状，囊壁或囊内常见钙化，囊壁可见小结节，增强显影后明显均匀强化，颅咽管瘤囊壁钙化概率明显高于Rathke囊肿。临床上，垂体Rathke囊肿术后很少复发，预后良好。

该患者为中年男性，溃疡性结肠炎病史3年余，Rathke囊肿手术治疗后未按医嘱规范进行激素替代治疗。此次入院主要表现为腹泻、水样便及便血等消化道症状，查体可触及腹部包块，实验室检查提示白细胞计数升高，以中性粒细胞为主，炎症指标CRP水平升高，钙卫蛋白水平明显升高，影像学检查符合溃疡性结肠炎表现。结合既往内镜检查，溃疡性结肠炎诊断明确。

患者在溃疡性结肠炎急性期伴垂体功能相对不全和甲状腺功能不全，又突发心血管事件，腹部症状与肠道影像学表现不完全一致，临床符合Ⅱ型CIRCI表现。病情危重，经生命支持、抗感染、糖皮质激素等对症治疗，并尝试给予生物制剂维得利珠单抗治疗后，仍无法有效控制病情，应考虑经对症治疗，在病情允许后择期行外科手术治疗。

参考文献

[1] Sidoroff M, Kolho KL. Screening for adrenal suppression in children with inflammatory bowel disease discontinuing glucocorticoid therapy[J]. BMC Gastroenterol, 2014, 14: 51.

[2] Lamore RF 3rd, Hechenbleikner EM, Ha C, et al. Perioperative glucocorticoid prescribing habits in patients with inflammatory bowel disease: a call for standardization[J]. JAMA Surg, 2014, 149(5): 459-466.

天津医科大学总医院

杨　沫　郭丽萍　陈　心

赵　新　刘　刚　曹晓沧

Case 35

慢性发热、腹泻病例多学科讨论

患者，女性，39岁，因"间断发热伴腹痛、腹泻1年余，再发5天"就诊。

▶ **现病史**

2015年8月，患者于受凉后出现寒战、高热，伴腹泻，排黄色糊状或水样便，达10余次/日，无肉眼脓血。外院查粪隐血阳性，予以"头孢曲松＋奥硝唑"静脉滴注后好转，结肠镜检查示"全结肠片状黏膜糜烂、溃疡"，诊断"溃疡性结肠炎"，口服美沙拉秦4g/d及"益生菌"维持治疗，症状缓解。

2015年12月，患者发热、腹泻症状再发，血布鲁杆菌（－），肥达、外斐试验（－），予"亚胺培南"治疗后症状缓解。复查结肠镜与上次相似，停口服药物维持治疗。

2016年2月，患者发热、腹泻、腹痛症状再发，第1次到西京医院就诊。查血常规WBC（10～21）×10^9/L，中性粒细胞比例高于85%，ESR、CRP、IL、PCT等均明显升高。T-SPOT. TB检测、抗中性粒细胞胞浆抗体、自身抗体系列、病毒系列、艰难梭菌检测均为阴性，血真菌涂片未见异常。大便常规、多次粪培养均正常。肠道菌群分析Ⅱ度失调。肠镜检查结果（见图35-1）提示回肠末段、回盲瓣黏膜正常。盲肠始至乙状结肠弥漫性黏膜水肿，肠壁增厚，散在较多片状黏膜充血、糜烂、浅溃疡，较多脓性分泌物附着，以近段结肠为重。直肠黏膜正常，考虑"感染性结肠炎"。先后予以静脉滴注"盐酸莫西沙星"3天及粪菌移植治疗3次，症状好转。复查肠道菌群分布正常，肠镜复查提示好转（见图35-2）：回肠末段、回盲瓣黏膜正常。降结肠以远可见散在较多片状黏膜充血、糜烂、毛细血管扩张，附着脓性分泌物，扩张度好，较前明显好转。

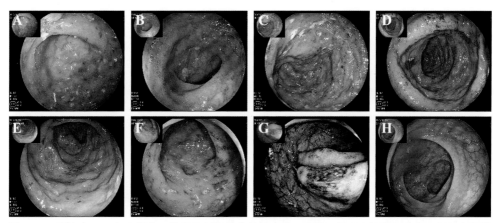

图 35-1 肠镜（2016 年 2 月）：结肠可见黏膜点片状充血、糜烂、呈"虫蚀样"改变，回肠末段黏膜未见明显异常，全覆白苔。图 G：NBI 染色同上。图 A：阑尾开口；图 B：回肠末段；图 C：盲肠；图 D：升结肠；图 E：横结肠；图 F：降结肠；图 G：直乙交界；图 H：直肠

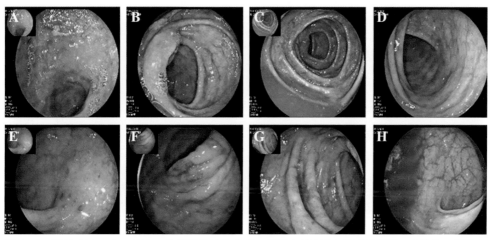

图 35-2 肠镜（2016 年 3 月）：次粪菌移植治疗后。回肠末段黏膜未见明显异常，升结肠可见散在点状黏膜充血，乙降结肠较为明显，较 2016 年 2 月明显好转。图 A：回肠末段；图 B：回盲瓣；图 C：升结肠；图 D：横结肠；图 E：降结肠；图 F～G：乙状结肠；图 H：直肠

2016 年 4 月，患者上述症状再发，外院胶囊内镜检查示：空肠至回肠末段见多个大小不等、深浅不一的圆形溃疡，溃疡间黏膜光滑。诊断"克罗恩病"后，予 3 程英夫利昔单抗 300mg 注射治疗后症状缓解。但末次治疗后 1 月余，患者上述症状再发，先后予以"左氧氟沙星、甲硝唑、头孢噻肟、美罗培南"静滴，并予以激素（具体不详）、硫唑嘌呤、英夫利昔单抗（2016 年 9 月 10日，300mg 静滴）治疗后症状好转，后口服美沙拉秦肠溶片（4g/d）及硫唑嘌呤（50mg/d）维持治疗。

2016 年 10 月，患者高热、腹泻再发，大便带少量鲜血，伴里急后重感及脐周疼痛，第 2 次入西京医院。

患者既往史、个人史、家族史无特殊。

▶ **入院时病情概述**

该患者为中年女性，因"间断发热伴腹痛、腹泻 1 年余，再发 5 天"入院，既往史、个人史、家族史无特殊，查体未见明显异常，查粪便潜血试验阳性，结肠镜检查提示全结肠黏膜片状糜烂、溃疡，血常规提示 WBC（10～21）$\times 10^9$/L，N% 85%；ESR、CRP、IL、PCT 等均明显升高；肠道菌群分析 II 度失调；T-SPOT. TB 检测、抗中性粒细胞胞浆抗体、自身抗体系列、病毒系列、艰难梭菌检测、血布鲁杆菌、肥达试验、外斐试验均为阴性，血真菌涂片未见异常，曾予抗菌药物、美沙拉秦、益生菌制剂、粪菌移植、细胞毒性药物、英夫利昔单抗等治疗，症状有好转，但很快反复，为求继续治疗就诊于西京医院消化内科。

▶ **入院时诊断思路**

该患者为中年女性，以发热、腹痛、腹泻为主要表现，ESR、CRP 等炎症指标升高，WBC 及 PCT 等感染指标升高，结肠镜检查提示全结肠黏膜片状糜烂、溃疡，肠道菌群紊乱，T-SPOT. TB 阴性，自身抗体系列、抗中性粒细胞胞浆抗体、病毒系列、艰难梭菌阴性，故考虑炎症性肠病、感染性肠炎的可能性，暂不考虑肠结核、肠白塞病、病毒艰难梭菌等特殊感染。

▶ **入院初步诊断**

炎症性肠病：溃疡性结肠炎？克罗恩病？感染性结肠炎？

▶ **入院体格检查**

患者发育正常，营养中等，生命体征平稳。全身皮肤黏膜未见皮疹、皮下出血点。心肺未见异常。腹平坦，触软，全腹无明显压痛、反跳痛及肌紧张，肝脾肋下未触及，叩诊鼓音，肠鸣音 3～4 次/分钟。

▶ **入院后检查**

辅助检查：WBC 23.06$\times 10^9$/L，N% 81.3%，Hb 99g/L，PLT 394$\times 10^9$/L；ESR 109mm/h；CRP 179mg/L，PCT 0.363ng/mL；呼吸道合胞病毒 IgM 弱阳性，抗 EB IgG 阳性；大便转铁蛋白（＋），潜血（－）；大便艰难梭菌毒素（＋）；内毒素、1,3-β-D 葡聚糖、半乳甘露聚糖、T-SPOT. TB 检测、自身抗体、肿瘤标

记物阴性。大便培养、肠道菌群分析基本正常。

复查结肠镜（见图 35-3）：回肠末段、全结肠及直肠病变；回肠末段见数处黏膜呈小片状浅凹陷，底无苔，边缘充血水肿。全结肠黏膜广泛充血水肿，少量脓性分泌物附着，散布虫蚀样黏膜浅凹陷，薄苔或无苔，边缘黏膜充血。距肛门约 23cm 远端乙状结肠、直肠病变相对较轻，散在小片状黏膜充血糜烂，尚可见血管纹理。

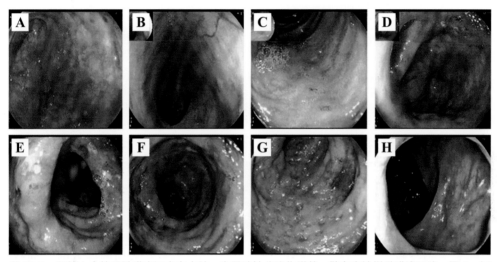

图 35-3　肠镜：全结肠黏膜广泛充血水肿，少量脓性分泌物附着，散布虫蚀样黏膜浅凹陷。图 A：阑尾开口；图 B：回肠末段约 50cm；图 C：回肠末段；图 D：回盲瓣；图 E：横结肠；图 F：降结肠；图 G：乙状结肠；图 H：直肠

病理科意见

肠镜活检病理（见图 35-4）示黏膜炎症，未见肉芽肿结构及肿瘤性病变证据，自近端至远端病变有逐渐减轻的趋势，需注意排除感染性或药物性因素。

影像科意见

小肠 CTE（见图 35-5）：部分空回及结肠炎性病变，回肠末段、下腹部部分回肠节段性肠壁炎性增厚，空肠上段肠壁增厚、僵硬；乙状结肠、降结肠弥漫性肠壁炎性增厚，横结肠节段性肠壁炎性增厚。

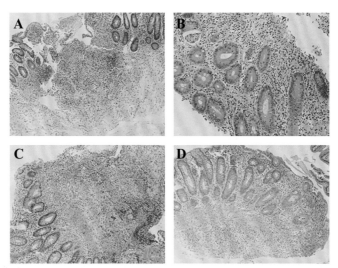

图 35-4　肠镜活检肠黏膜病理。图 A：回肠末段黏膜，呈慢性炎症急性活动，浅溃疡形成；图 B：升结肠黏膜，以活动性炎症表现为主，局部可见早期慢性炎症改变；图 C：横结肠黏膜，慢性炎症伴溃疡形成；图 D：乙状结肠黏膜，活动性炎伴糜烂（HE 染色，×100）

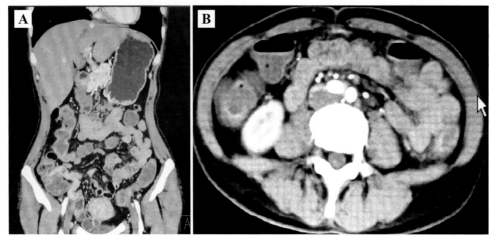

图 35-5　小肠 CTE：部分空回及结肠炎性病变。图 A：回肠末段肠壁增厚，肠腔狭窄，动脉期肠壁黏膜明显强化，血量增多；图 B：升结肠及降结肠炎性病变

多学科讨论及最终诊疗思维过程

▶ 最终诊断思路

患者中年女性，以发热、腹痛、腹泻为主要表现，大便潜血阳性，结肠镜检查提示全结肠黏膜片状糜烂、溃疡，肠道菌群Ⅱ度紊乱，白细胞、中性粒细胞百分比、降钙素原等指标明显升高，提示肠道感染性炎症，T-SPOT. TB、自身抗体、抗中性粒细胞胞浆抗体、肿瘤标志物阴性，结肠镜病理未见炎症性肠

病证据，影像学检查未见占位，可排除肠结核、系统性血管炎、肠白塞病、淋巴瘤等其他导致结肠溃疡的病变。

▶ **鉴别诊断**

炎症性肠病，肠结核，肠白塞病。

▶ **最终诊断**

感染性肠炎。

▶ **治疗方案**

治疗上给予"头孢噻肟舒巴坦钠 3g 2 次/日"抗感染 5 天，同时给予粪菌移植治疗 3 次后，症状缓解。

后续随访

2017 年 3 月，随访复查，ESR 95mm/h，CRP 32.8mg/L，PCT 0.047ng/mL。复查肠镜（见图 35-6）示全结肠黏膜光滑，散在小片状黏膜充血，局部糜烂，覆薄黄白苔；横结肠中段至距肛门约 20cm 处见散在瘢痕形成。

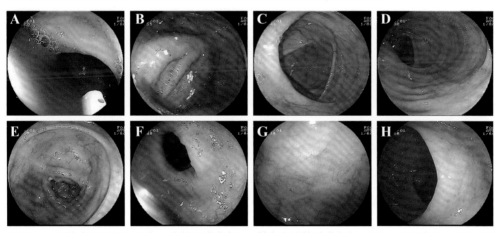

图 35-6　肠镜（2017 年 3 月）：全结肠黏膜光滑，散在小片状黏膜充血。图 A：回肠末段；图 B：阑尾开口；图 C：回盲部；图 D：升结肠；图 E：横结肠；图 F：降结肠；图 G：乙状结肠；图 H：直肠

总　结

本例患者间断性发热伴腹痛、腹泻 1 年余，于多所医院诊治，曾诊断为"溃疡性结肠炎""克罗恩病"，并给予美沙拉秦、激素、免疫抑制剂、英夫利昔单抗治疗，效果欠佳。

本病例诊疗难点有两个。第一个诊疗难点在于如何明确结肠溃疡诊断，需要在感染性肠炎、炎症性肠病、肠结核、肠白塞病、淋巴瘤、系统性血管炎等多种疾病之间进行鉴别。通过完善相关检查，仔细分析患者检查结果，在不同疾病之间进行鉴别，最后诊断为"感染性肠炎"，并给予抗感染治疗，患者临床症状及结肠镜检查结果有缓解，但很快反复，表现出本例患者的第二个诊疗难点，即感染性肠炎的治疗问题。该例患者艰难梭菌毒素阳性可能是导致常规抗感染治疗效果不佳的一个重要原因，最终通过粪菌移植治疗得到较好缓解。

当前，部分医院尤其基层医院存在炎症性肠病过度诊断的问题。对于发热、腹痛、腹泻的患者，需要进行全面鉴别诊断。非常见致病菌（包括细菌感染、真菌感染、病毒感染等）导致感染性肠炎的病例逐渐增多。以下几种特殊的致病菌感染需引起大家注意。

·李斯特菌感染：李斯特菌属于细胞内寄生菌，可产生一种溶血性的外毒素。免疫力低下者较易感染李斯特菌。感染后，除中枢神经系统出现炎性损伤外，胃肠道也可能出现症状，表现为腹泻、恶心、呕吐等，确诊的依据主要为血培养、组织培养等，抗菌药物治疗效果较好。有研究分析了北京协和医院1999—2011年确诊的李斯特菌感染病例，结果提示围产期、免疫力低下是感染的危险因素；在临床表现不能排除李斯特菌感染的情况下，常规留取病原学检测标本后，推荐首选青霉素类药物治疗，尤其是免疫功能受损人群的急性中枢神经系统感染者、妊娠伴有发热的急性胃肠炎者。2016年，全国溃疡性结肠炎会议上，北京协和医院报道了另一例疑似溃疡性结肠炎但黏膜活检确诊为李斯特菌感染的病例，其最终通过抗感染治疗得到治愈。

·耶尔森菌感染：也可导致回盲部大溃疡，本中心收治过2例外院诊断为克罗恩病但最终确诊为耶尔森菌感染回盲部溃疡的病例。耶尔森菌属除能引起胃肠道症状外，还能引起呼吸系统、心血管系统、骨骼结缔组织等疾患，甚至可引起败血症，造成患者死亡。血常规检查提示感染血象，大便常规及大便耶尔森菌培养等可明确诊断，抗感染治疗亦有效。

·其他感染：还要考虑病毒感染、真菌感染、寄生虫感染等。轮状病毒也可引起肠道溃疡、腹泻。全结肠深凿样溃疡，需考虑病毒感染、克罗恩病或结核，病理检测均提示黏膜急慢性炎，最终需通过特殊染色、基因重排进行诊断和鉴别。

本例病例即使考虑感染性肠炎，感染病原体也仍不清楚。传统的影像学检测、病理学活检、粪便培养、病毒检测、真菌检测等，包括进一步的肠黏膜病原体培养、活检，均难以获得明确致病病原体。病原基因组学分析确定可能的病原基因组，如有文献报道对 200 例肠道感染病例和 75 例对照正常人群粪便通过 16S 测序的方法，筛选感染性肠炎高峰度的病原基因，提示变形菌门、大肠埃希菌等与感染性肠炎相关，从而有助于进一步确定致病病原。但是对于个体病例，通过测序筛选的病原基因，难以确定是致病病原还是过路或伴随生物，需要结合临床予以鉴别。

粪菌移植是通过重建肠道菌群来治疗疾病的一种方法，将健康人粪便中的功能菌群通过一定方式移植到患者肠道内，从而调节患者肠道菌群失衡，重建具有正常功能的肠道微生态系统，为治疗肠道内及肠道外疾病提供帮助。目前，其主要的适应证是难治性艰难梭菌感染，对于炎症性肠病、慢性便秘、感染性肠炎、代谢综合征和自身免疫性疾病等，有一定的报道，可作为辅助治疗的方法之一，但也存在一些争议。目前公认粪菌移植对艰难梭菌治疗有效，也有报道抗菌药物或粪菌移植对于控制肠道炎症、抑制炎症因子的分泌、调节免疫具有一定的作用，但是通过粪菌移植控制其他感染性肠炎有待进一步规范化、大规模随机对照研究证实。对于本例病例，粪菌移植也属于尝试性治疗，虽近期取得较好效果，但其疗效仍有待进一步随访。

参考文献

[1] Aboutaleb N, Kuijper EJ, van Dissel JT. Emerging infectious colitis[J]. Curr Opin Gastroenterol, 2014, 30(1): 106-115.

[2] Wang HL, Ghanem KG, Wang P, et al. Listeriosis at a tertiary care hospital in beijing, china: high prevalence of nonclustered healthcare-associated cases among adult patients[J]. Clin Infect Dis, 2013, 56(5): 666-676.

[3] Duan R, Liang J, Zhang J, et al. Prevalence of Yersinia enterocolitica bioserotype 3/O: 3 among Children with Diarrhea, China, 2010-2015[J]. Emerg Infect Dis, 2017, 23(9): 1502-1509.

空军军医大学附属西京医院

苏　松　赵宏亮　陈　玲

李增山　梁　洁